Verena Kast

Sich einlassen und loslassen

HERDER / SPEKTRUM

Band 4261

Das Buch

Sich auf das Leben in seiner ganzen Fülle, in seinen Höhen und Tiefen einzulassen, bedeutet auch Loslassen des Alten, Vergangenen, Unwiederbringlichen. Es ist wie Einatmen und Ausatmen: Um neue Lebensmöglichkeiten zu erfahren, muß man Altes loslassen können. In Lebenssituationen, wo Trennung und Trauer vorherrschen, ist das besonders schwierig, aber auch besonders wichtig, will man nicht in Traurigkeiten erstarren und letztlich krank werden. Das Loslassen wird einfacher, leichter, wenn das Einlassen in die neue Lebenssituation möglich wird, wenn die Chancen gesehen werden können, wenn der Blick nicht mehr nur auf die Vergangenheit und auf den Verlust gerichtet bleibt. Trauer muß gelebt, Abschiede müssen genommen werden, so schmerzlich es ist. Ob es um die Liebe zum Partner, zu den Eltern und Kindern oder um liebgewonnene Situationen geht: Verena Kast hat sich immer wieder mit diesen menschlichen Ereignissen und Erfahrungen beschäftigt. Hier sind ihre wesentlichen Aussagen zu Trennung und Trauer zusammengefaßt, zu Abschiednehmen und Neubeginn. Sich einzulassen auf das Leben, eine neue Lebensleidenschaft zu entwickeln, das sind Perspektiven, die das Leben auch im Loslassen reicher machen.

Die Autorin

Verena Kast, geboren 1943, Psychotherapeutin in eigener Praxis in St. Gallen, Dozentin am C.-G.-Jung-Institut in Zürich, Professorin an der Universität Zürich, Vizepräsidentin der Internationalen Gesellschaft für Analytische Psychologie, Vorsitzende der Internationalen Gesellschaft für Tiefenpsychologie. Autorin zahlreicher Bücher u. a. zur Thematik des Trauerns und zu Beziehungsproblemen. Bei Herder/Spektrum: Loslassen und sich selber finden. Die Ablösung von den Kindern (4002).

Verena Kast

Sich einlassen und loslassen

Neue Lebensmöglichkeiten bei Trauer und Trennung

Herder

Freiburg · Basel · Wien

Originalausgabe

Herstellung: Freiburger Graphische Betriebe 1994
Umschlaggestaltung: Joseph Pölzelbauer
Umschlagmotiv: Gabriele Münter, Zukunft (1917),

ISBN 3-451-04261-4

INHALT

VORWORT

Verena Kast

Ein Buch zu schreiben, kann Abschluß und Höhepunkt der Beschäftigung mit einem Thema sein, oder aber auch ein neuer Ausgangspunkt.

Zunächst dachte ich, mein Buch, „Trauern. Phasen und Chancen des psychischen Prozesses"[1] sei so etwas wie das Dokument einer abschließenden umfassenden Beschäftigung mit einem der intensivsten, schmerzhaftesten emotionalen Prozesse, dem grundsätzlich zu wenig Beachtung geschenkt wurde, und der mir, aus meiner eigenen Lebenserfahrung, aber auch aus meiner Erfahrung als Psychotherapeutin, so zentral wichtig geworden war. Es gibt unendlich viele verschiedenartige Trennungssituationen im Leben. Sich einzulassen auf etwas, wieder loszulassen, und erneut sich einzulassen, scheint mir ein Grundrhythmus menschlicher Aktivitäten und menschlicher Beziehungen zu sein. Das Loslassen, die Trennung wird von uns immer auch als Verlust erlebt, wenn es gut geht aber als Verlust und als Gewinn. Jeder Verlust beeinträchtigt uns in unserem Selbstgefühl, er muß daher aufgearbeitet werden. Trennungen, Verluste ganz allgemein, können durch Trauerprozesse verarbeitet werden. Gewiß, nicht alle Verluste müssen lang und intensiv betrauert werden, aber jede bewußt erlebte Trennung verläuft doch nach einem bestimmten Muster:

Zunächst wehren wir uns gegen die Trennung und wollen sie nicht wahrhaben. Können wir die Augen davor nicht mehr verschließen, dann reagieren wir mit den verschiedensten Gefühlen, mit denen wir die Erfahrung „Verlust" ausdrücken: mit Kummer, mit Wut, mit Angst, mit Schuldgefühlen usw. Lassen wir diese Gefühle zu, überlassen wir uns diesen Gefühlen, dann bringen sie

---

[1] Kast, Verena (1982) Trauern. Phasen und Chancen des psychischen Prozesses. Kreuz, Stuttgart.

uns dazu, noch einmal lebendig in die Erinnerung zurückzuholen, was wir verloren haben. Und dennoch, wenn auch zaghaft, wird dabei die Zukunft ins Auge gefaßt, die wir fürchten. Nach dieser klärenden und bewahrenden Erinnerungsarbeit gelingt es, den Blick mehr wieder in die Zukunft zu richten, den Verlust zu akzeptieren und mit all dem weiterzuleben, was in uns angestoßen wurde in der Zeit, in der wir uns eingelassen haben, und das in uns bleibt und weiterwirkt, wenn wir es wollen, trotz der Trennung.

Im Grunde genommen ist die Beschreibung des Trauerprozesses in seinen allgemeinsten Zügen eine Beschreibung eines Wandlungsprozesses. Es gibt keine Wandlung ohne Trennung. Und wandeln wollen wir Menschen uns, wandeln müssen wir Menschen uns.

Als ich zu den verschiedensten Menschen an den verschiedensten Orten zum Thema Trauern sprach, wurde mir immer mehr bewußt, wie existentiell bedeutsam dieses Thema ist, wie wohltuend auch, darüber sprechen zu können, sich über diese Erfahrungen mit der Trauer austauschen zu können. Durch die Gespräche entstanden neue Fragestellungen und in der Folge neue Texte mit weiterführenden Gedanken.

Zum einen habe ich das Thema des Trauerns zunehmend mehr in den Zusammenhang mit dem Thema der Beziehung gestellt, wie es sich im Buch „Paare"[2] niedergeschlagen hat. Ich stellte bei der Trauerarbeit fest, daß Menschen, die wußten, was ihre Partner in ihnen an Gutem und an Schlechtem belebt hatten, was sie aus ihnen herausgeliebt hatten, leichter in den Verlust einwilligen konnten. Und zwar deshalb, weil sie nicht nur loslassen mußten, weil sie nicht nur hergeben mußten, sondern auch mit Dankbarkeit in sich feststellen und festhalten konnten, was durch die Begegnung mit dem Menschen, den sie verloren hatten, mit der Lebenssituation, die sie hinter sich lassen mußten, in ihnen gewachsen war, in ihnen geworden war, was Teil ihres Lebens und ihrer Identität geworden war, was also nicht nur nicht geopfert werden mußte, sondern gar nicht mehr geopfert werden konnte. Das Loslassen muß aus der Beziehung heraus verstanden werden.

---

[2] Kast, Verena (1984) Paare, Beziehungsphantasien. Oder wie Götter sich in Menschen spiegeln. Kreuz, Stuttgart.

Und noch eines wurde mir mehr und mehr bewußt: Das Trauern, so wie ich es verstehe, ist ein Versuch, den Verlust zwar zu akzeptieren und auch anzunehmen, daß Wandel, Veränderung, der Aufbruch zu Neuem immer auch mit Loslassen zu tun hat – wir können nicht mit übervollen Händen auch noch nach etwas Neuem greifen –, und dennoch soviel als möglich aus dem schon gelebten Leben in die neue Lebensphase mitzunehmen. Das heißt letztlich zu akzeptieren, daß es den Tod gibt, aber ihm, der sich ja ständig auch in der Form der Veränderung zeigt, so viel Leben als möglich abzutrotzen. Es ist ja auch immer wieder eindrücklich zu erleben, daß in Trauerprozessen, diesen so sehr schmerzhaften Prozessen, für fast jeden Menschen mit unabweisbarer Klarheit aufscheint, was trägt im Leben, was als schön, als wertvoll, als beglückend erlebt wird. Leben angesichts des Todes wird kostbar, und in jeder Trauersituation erleben wir existentiell, was es heißt, angesichts des Todes zu leben, abschiedlich zu leben.

Trauer nennen wir das Gefühl für das Erlebnis des Verlustes von etwas, das für uns einen Wert dargestellt hat. Überlassen wir uns den Gefühlen der Trauer, dann treten wir in einen psychischen Prozeß ein, der uns befähigt, uns so abzulösen von dem Verlorenen, daß wir zwar den Verlust akzeptieren können, aber so viel als möglich von dem, was in der Zeit vor dem Verlust durch die Beziehung zu einem bestimmten Menschen, durch das Erleben einer bestimmten Lebenssituation in uns geweckt und belebt worden ist, nicht verloren geben, sondern weiter in unser Leben hineintragen.

Im Laufe der Jahre habe ich auch den Trauerprozeß auf verschiedene Trennungssituationen hin modifiziert. Einmal auf den Prozeß der Trennung von Menschen, die weiterleben, dann auch auf Ablösung von den erwachsen werdenden Kindern.[3] Dabei hat sich immer mehr auch die Frage nach der eigenen Identität gestellt, ausgehend von meiner These, daß Trauern theoretisch bedeutet, sich von einem Beziehungsselbst auf ein individuelles Selbst zurückorganisieren zu müssen. Oder in einer mehr bildhaf-

---

[3] Kast, Verena (1991) Loslassen und sich selber finden. Herder/Spektrum, Freiburg i. Br.

ten Sprache: Was zusammen gewachsen ist in einer Beziehung und was auch miteinander gewachsen ist, ist beendet, man muß sich wieder auf die eigenen Wurzeln besinnen, den eigenen Stamm, die eigene Krone; jeder Mensch muß auch für sich selbst sein können. Was poetisch klingt, hat einen Zusammenhang mit dem größten Problem im Bereich des Trauerns: Wer sich in einer Verlustsituation nicht auf das eigene Selbst zurückorganisieren kann, reagiert oft auf Verlust mit einer Depression, die dann diese Besinnung auf das eigene Selbst erzwingt.[4]

Immer mehr wurde mir auch die gegenseitige Abhängigkeit von dem Sich-einlassen-Können auf das Leben und dem Loslassen-Können bewußt. Wer den möglichen Verlust vermeiden will, kann sich nicht auf das Leben, kann sich nicht auf Beziehungen wirklich einlassen; dadurch verliert man die Lebensintensivität, man verliert letztlich alles, man verspielt die Lebendigkeit. Immer mehr wurde mir bewußt, daß, wer nicht zu trauern versteht, sich auch nicht der Freude hingeben kann, daß, wer nicht zu trauern versteht, Lebensleidenschaft nicht wagen kann.

Frau Dr. Karin Walter vom Herder Verlag hatte die ausgezeichnete Idee, einige meiner Vorträge, die im Anschluß an das Buch „Trauern" entstanden sind, zu publizieren. Sie traf in meinen Augen eine ausgesprochen geglückte Auswahl: es sind einmal Aufsätze, die die Entwicklung meiner Ideen in den letzten zehn Jahren nachzeichnen, zum anderen Aufsätze, die ganz praktisch zum Umgang mit der Trauer in verschiedenen Lebenssituationen stimulieren sollen, statt zur weiteren Verdrängung. Die Abschnitte zum Thema der Freude und der Lebensleidenschaft sind mir dabei besonders wichtig, denn es gibt ja nicht nur die Trauer im Leben, es gibt auch die Freude. Und mir scheint, daß gerade das Einwilligen in die Abschiedlichkeit der Existenz Freude und Lebensleidenschaft zu stimulieren vermag. So meine ich, ist aus dieser Sammlung doch ein Ganzes geworden. Ich möchte Karin Walter sehr herzlich danken für die Idee zu dieser Publikation, aber auch für die Auswahl, die sie getroffen hat, und die mir zeigt, wie sehr sie begriffen hat, worum es mir ging und geht.

---

[4] Kast Verena (1991) Die Dynamik der Symbole. Walter, Olten.

I

WANDLUNG DURCH TRAUER

Haben wir etwas verloren, das für uns und unser Leben bedeutsam war, einen Menschen, eine Lebensform, eine Arbeit, die körperliche Gesundheit usw., dann geraten wir in eine mehr oder minder bemerkbare Identitätskrise. Das heißt aber auch, wir müssen uns neu auf uns selbst besinnen als Menschen, die nun in einer veränderten Lebenssituation sich befinden und sich auch neu zurechtfinden müssen. Unser Selbsterleben und unser Selbstgefühl, und damit auch die Art der Bezogenheit auf die Mitmenschen, sind im Zentrum der Aufmerksamkeit und verändern sich, wandeln sich. Diese Selbstbesinnung, die mit einer langsamen Veränderung des Identitätserlebens einhergeht und viel Information über vergangenes Beziehungsverhalten ermöglicht, wird durch die verschiedenen Gefühle der Trauer eingeleitet und nimmt durch diese bestimmt auch einen beschreibbaren Weg, wenn wir diese Gefühle zulassen. Gewandelt ist es möglich, neue Beziehungen zu wagen, sich neu auf das Leben einzulassen, auch wenn mit Verlusten immer wieder zu rechnen ist.

Trauern zwingt zur Wandlung

Das Tabu um das Sterben ist in den letzten Jahren gebrochen worden, man darf vom Sterben sprechen. Es scheint mir an der Zeit, daß jetzt auch das Tabu um das Trauern gebrochen wird, daß man also trauern darf und soll. Zwar hat schon Freud (1915) über den großen Nutzen der „Trauerarbeit" (das Wort stammt von ihm) geschrieben. Dennoch ist Trauer ein Thema, das in der psychologischen Literatur eher wenig beachtet wird, gemessen an der großen Bedeutung, die Trauer für unsere psychische Gesundheit hat.

Beim Tod eines geliebten Menschen erfahren wir, was Tod ist. Dieses Todeserlebnis widerfährt uns, trifft uns, läßt uns irre werden an uns und an allem, was wir vorher für selbstverständlich gehalten haben. Es erschüttert nicht nur unser Welt- und unser Selbstverständnis, es zwingt uns zur Wandlung – ob wir wollen oder nicht.

Stirbt ein geliebter Mensch, so nehmen wir in seinem Sterben nicht nur antizipatorisch unser eigenes Sterben vorweg; wir sterben in gewisser Weise auch mit ihm. Es wird uns kaum je so radikal bewußt wie beim Tod eines geliebten Menschen, in welchem Maß wir uns aus unseren Beziehungen zu anderen Menschen und Dingen verstehen und erfahren, in welchem Maß der Tod einer solchen Beziehung uns aufbricht und eine Neuorientierung verlangt.

Es ist dies eine Erfahrung, die von Menschen immer wieder ähnlich gemacht und beschrieben wird: „Wie soll ich denn weiterleben, wenn sie nicht mehr da ist, der Himmel ist nicht mehr blau, nichts interessiert mich, wenn ich es nur noch für mich allein machen kann und muß ..." (Mann, 54). – Oder: „Alles erinnert mich an meine Frau, jedes Küchenmesser, und ich hasse alles, wozu ist die ganze Welt noch da – und meine Frau nicht mehr?" (Mann, 65). – Oder: „Ich habe meinen Halt in mir verloren, alles verändert sich, und ich habe keine Kraft, diese Veränderungen zu tragen. Mit meiner Frau zusammen habe ich mich selbstverständlich gut gefühlt, auch wenn wir es manchmal schwer hatten miteinander. Aber jetzt bin ich so konturlos oder so, wie wenn mir jemand das Rückgrat gebrochen hätte. Am liebsten würde ich sterben, aber das hätte sie wohl nicht gewollt. Ich lebe weiter, freudlos als Pflichtübung ..." (Mann, 53).

Es gehört zum menschlichen Leben, daß das Selbsterleben sich wesentlich aus den Beziehungen zu anderen Menschen ergibt, daß wir oft als unser Selbst erleben, was andere Menschen in uns hervorgerufen haben und immer wieder hervorrufen, und daß auch unsere Beziehungen zu unserer Tiefe, zu unserem innersten Selbst durch die Beziehungen geprägt sind, die wir zu Menshen haben, insbesondere durch die Liebesbeziehungen. So werden geliebte Menschen zu einer „Hälfte unserer Seele", gehören wesenhaft zu uns, bestimmen unser Lebensgefühl und unsere Sicht des Lebens mit, ohne daß wir das Gefühl hätten, von ihnen manipuliert zu werden, weil wir sie so nahe an uns herangelassen haben, daß sie Teil von uns sind. Trifft uns der Verlust eines so mit uns verbundenen Menschen, dann sterben wir in der Tat ein Stück mit (Wiplinger).

Der Tod eines Menschen, den wir lieben, ist ebenso ein Todesproblem wie eine Todeserfahrung, mit der wir umzugehen haben, die wir zu bestehen haben, wie das Leben auf unseren eigenen Tod hin. Es ist eine Grenzsituation des Lebens, die uns verändern kann, und es ist eine Situation, die uns auch zerbrechen kann.

Wenn dieses Erlebnis unser Selbst- und Weltverständnis erschüttert, muß das Trauern uns zu einem neuen Selbst- und Weltverständnis hinführen, muß das Trauern uns dazu bringen, uns von unserem Beziehungs-Selbst und dem damit verbundenen Weltverständnis wiederum auf unser individuelles Selbst zurückzuorganisieren mit dem damit verbundenen Weltverständnis.

Ob es uns gelingt, neue Perspektiven in unser Welt- und Selbsterleben zu bringen, Todesbewußtsein auch als einen Aspekt unseres Selbst-Bewußtseins zu sehen, oder ob wir zerbrechen, pathologisch trauern und nie mehr aus der Trauer herauskommen, hängt wesentlich davon ab, ob wir richtig zu trauern verstehen.

Trauern darf nicht länger als „Schwäche" betrachtet werden, Trauern ist ein psychischer Prozeß von höchster Wichtigkeit für die Gesundheit des Menschen. Denn wem bleiben schon Verluste erspart? Und wenn wir es auch mit dem Tod dessen, den wir lieben, nicht zu tun haben, der Abschiede sind noch genug im Leben und sie können ähnliche Verlustreaktionen hervorrufen, wie wenn wir einen geliebten Menschen verlieren.

Ähnlich wie der reale Tod kann das Abbrechen einer Beziehung, ohne daß der Partner stirbt, Verzweiflung auslösen, unser Selbsterleben erschüttern. Wir müssen nicht nur einen geliebten Menschen in den Tod hinein, sondern auch ins Leben hinein freigeben, freigeben etwa für einen anderen Menschen. Ebenso müssen wir auch Aspekte von uns sterben lassen, wenn ihre Zeit um ist, müssen auf Liebgewordenes in unserem Leben verzichten, wenn die Zeit dafür vorbei ist. Wenn wir das nicht tun, dann bleiben wir an Vergangenem hängen, und das bedeutet, daß wir uns vor der Zukunft verschließen, daß wir nicht mehr wirklich weiterleben. Auch in diesen Situationen müssen wir trauern. Der Trauerprozeß unterscheidet sich nur jeweils in Intensität und Dauer vom Trauerprozeß beim Tod eines geliebten Menschen, nicht aber im Ablauf.

Da das Ziel des Trauerprozesses ein neues Selbst- und Weltverständnis ist, genügt es nicht, daß wir nur den intrapsychischen Prozeß betrachten, wenn wir uns auf das Trauern besinnen wollen, es ist auch sehr wichtig, den sozialpsychologischen Aspekt zu sehen. Wichtig scheint mir zu bedenken, wie schlagartig sich das Leben eines Menschen durch den Tod eines Lebenspartners ändern kann, wieviel Schwierigkeiten deshalb auch der Zurückgebliebene sich gegenübersieht, zudem in einer psychischen Verfassung, die Problemlösungen fast unmöglich macht.

Äußerlich ändert sich das Leben dadurch, daß ein trauernder Mensch eben ein Trauernder ist, der von der Umwelt plötzlich anders behandelt, im schlimmsten Fall tabuiert wird, fast wie der Tod selbst, im besten Fall zwar nicht gemieden, aber „vorsichtig“ unspontan behandelt wird.

Man weiß nicht so recht, wie man denn mit dem Trauernden umgehen soll, und man löst das Problem meistens, indem man sich von ihm fernhält. Und so kommt zur Trauer, zum Erleben des Verlusts, auch noch die Einsamkeit, das Gefühl, nicht mehr dazuzugehören. Parkes hat in seinem Buch „Vereinsamung, die

Lebenskrise bei Partnerverlust" in einer Studie über junge Witwen viele dieser sozialen Faktoren beschrieben.

Die Umwelt tritt dem Trauernden ganz anders gegenüber als dem Menschen, der nicht trauert. Und je stärker die Trauer und der Tod in einer Gesellschaft verdrängt werden, um so weniger spontan wird diese Gesellschaft dann mit den Trauernden auch umgehen, desto schneller wird sie fordern, daß die Trauernden nun endlich wieder einmal mit der Trauer aufhören könnten.

Aber nicht nur die Welt tritt dem Trauernden anders gegenüber, der Trauernde selbst erlebt die Welt anders. Er hat einen Verlust erlitten, er ist mit einem Problem, das allerdings viele Probleme mit sich zieht, ganz beschäftigt. Alles andere interessiert ihn wenig, er hat keine Kraft für etwas anderes. Die Umwelt nennt den Trauernden denn auch oft „egoistisch", nur mit seinem Schmerz beschäftigt.

Der Trauernde kann nicht auf die Menschen zugehen, auch wenn er sie sehr nötig hätte, wo doch gerade die Wärme der anderen Menschen ihn etwa daran hindern könnte, am Leben ganz irre zu werden.

Gehen die anderen Menschen aber nicht auf den Trauernden zu – und das kann sich in unserer Gesellschaft ereignen, da uns auch eine rituelle Trauer weitgehend fehlt –, dann kann er auch nicht auf die anderen Menschen zugehen, die zudem noch erwarten, daß der Trauernde ganz „normal" weiterlebt. Er entfremdet sich ihnen in seinem Kummer noch mehr und erlebt die Welt, der er nicht mehr gewachsen ist, bald als feindlich. Und so kann sich ein Zirkel der Isolierung, der Angst, der Weltentfremdung einstellen, in dem ein neues Weltverständnis nur schlecht oder überhaupt nicht mehr aufzubauen ist.

Außerdem können es die Trauernden den anderen auch nie recht machen: Trauern sie zu lange, wirft man ihnen vor, mit ihrer Trauer etwas bezwecken zu wollen. Sind sie zur Unzeit fröhlich, sagt man hinter vorgehaltener Hand, da wäre jemand wohl sehr froh, wieder frei zu sein, oder da sehe man nun, was für eine schlechte Beziehung doch die beiden miteinander gehabt hätten.

Fast wie einem Kind versucht die Umwelt dem Trauernden Vorschriften zu machen, und mißversteht natürlich damit gründlich den Anruf zum liebevollen Mittragen, der im Verhalten des Trauernden steckt.

Trauern ist ein Prozeß in vier Phasen

Viele Autoren sind sich darüber einig, daß verhinderte oder unterdrückte Trauer dazu führt, die Welt als bedeutungslos, die eigene Existenz als wertlos und die Zukunft als hoffnungslos zu erleben, daß sich also Störungen in Richtung depressiver Reaktionen einstellen.

Wenn wir beim Tod eines geliebten Menschen mitsterben, dann ist der Trauerprozeß mit seinen Emotionen die Möglichkeit, uns selbst als Abgelöste, aber auch als Verbundene mit der Geschichte dieses Verstorbenen wieder neu zu finden, mit der Chance, neue Beziehungen einzugehen.

Wenn wir uns aus irgendeinem Grunde diesem Trauerprozeß entziehen, dann bleiben wir zurück als Menschen, die nicht mehr ganz sind, die daher auch nur noch zu einem Teil lebendig sind.

Aufgrund von Beobachtungen an Trauerprozessen, aber vor allem auch an Traumserien, die den Träumer geradezu anleiten zu trauern, lassen sich verschiedene Phasen des Trauerprozesses beschreiben. Diese Phasen verlaufen natürlich nicht streng voneinander getrennt.

Erste Phase: Nicht-Wahrhaben-Wollen

In der ersten Traumphase wird der Verlust verleugnet, der Trauernde fühlt sich empfindungslos, starr vor Entsetzen: „Es darf nicht wahr sein, ich werde erwachen, das ist nur ein böser Traum." Diese erste Phase ist meistens kurz, sie dauert ein paar Tage bis wenige Wochen.

Zweite Phase: Aufbrechende Emotionen

In der zweiten Phase werden durcheinander Trauer, Wut, Freude, Zorn, Angstgefühle und Ruhelosigkeit erlebt. Das Chaos einander widersprechender Emotionen muß ausgehalten werden. Oft sind damit Schlafstörungen verbunden. Eventuell setzt die Suche nach einem „Schuldigen" ein, der oft unter Ärzten und Pflegepersonal gefunden wird. Manchmal hängt es wesentlich davon ab, wie die Beziehung zwischen dem Sterbenden und den Zurückgebliebenen war, ob Probleme noch besprochen werden konnten. Starke Schuldgefühle bewirken zum Beispiel, daß man auf dieser Stufe des Prozesses stehen bleibt. Zulassen aggressiver Gefühle hilft, daß der Trauernde nicht in Depression versinkt.

Diese Phase der aufbrechenden Emotionen, in die man auch immer einmal wieder regrediert, ist für die Trauernden schwer zu akzeptieren. Denn in unserer Gesellschaft ist Selbstbeherrschung ein Wert. Aber nur das Zulassen dieser Emotionen führt zur nächsten Trauerphase.

Dritte Phase: Suchen, Finden, Sich-Trennen

In der dritten Trauerphase wird der Verstorbene unbewußt oder bewußt „gesucht", meistens dort, wo er im Leben anzutreffen war, in bestimmten Zimmern, in von ihm bevorzugten Landschaften, auf Fotos, aber auch in Phantasien und im Nacherleben der Träume, in denen der Verstorbene häufig erscheint und in dieser Phase wie ein realer Mensch aufgefaßt wird, der eine Botschaft aus dem Jenseits überbringt.

Der Zusammenstoß mit der Alltagsrealität, vor allem auch mit dem Bedürfnis nach körperlichem Kontakt und nach sexueller Begegnung, bewirkt, daß der Trauernde immer wieder lernen muß, daß die Verbindung, auch wenn er glaubt, sie neu wiederhergestellt zu haben, doch eine wesentlich veränderte ist.

Der Verstorbene wird bestenfalls zu einem „inneren Begleiter", von dem man sich unterscheidet und der sich auch verändern darf. Im schlechteren Fall lebt der Trauernde ein Pseudoleben mit dem Verstorbenen, nichts darf sich verändern, der Trauernde entfremdet sich dem Leben und den Lebenden.

Wenn der Verstorbene aber zu einer inneren Figur wird, die sich ändern darf, wenn in dieser Phase des Suchens, des Findens und des Sich-Trennens auch noch die Probleme aufgearbeitet werden können, die in der Beziehung bestanden haben und die oft erst in dieser Phase zum erstenmal sich zugegeben werden können, dann wird die nächste Phase der Trauerarbeit erreicht.

Vierte Phase: Neuer Selbst- und Weltbezug

In der vierten Phase ist der Verlust akzeptiert. Der Verstorbene ist zu einer inneren Figur geworden. Lebensmöglichkeiten, die durch die Beziehung möglich geworden und die zuvor nur innerhalb der Beziehung möglich gewesen sind, werden zum Teil zu eigenen Möglichkeiten. Es wird bewußt, was in der Beziehung zum Verstorbenen in einem angesprochen wurde, was er aus uns heraus geliebt hat und was wir durch den Verlust der Beziehung ja nicht verlieren.

Der Schmerz um den Verlust kann/muß geopfert werden. Neue Beziehungen, neue Rollen, neue Verhaltensmöglichkeiten, neue Lebensstile werden möglich – mit der Erfahrung, daß jede Beziehung vergänglich ist, daß alles Einlassen auf das Leben an den Tod grenzt – und doch mit der Freude, daß man trotz dieses Wissens sich auf neue Bindungen einlassen kann, gerade auch, weil man weiß, daß Verluste zu ertragen zwar sehr schwer, aber möglich ist und auch neues Leben in sich birgt.

Probleme mit dem Trauern

Falls die erste Trauerphase, die des Nicht-Wahrhaben-Wollens, verlängert ist, dann handelt es sich um einen Menschen, der den Verlust und die große Emotion verdrängt hat. Das Gefühlsleben wird von diesem Todes-Ereignis abgespaltet.

Menschen, die die bewußte Trauer vermissen lassen, geben sich selbstbewußt, sind stolz auf ihre Unabhängigkeit und Kontrolliertheit, sie halten Tränen für eine unangebrachte Weichheit (Bowlby, Deutsch, Volkan). Sie lehnen die Erinnerung an den Verstorbenen ab oder lassen sie nur zu, indem sie gleichzeitig betonen, wie gut sie mit dem Verlust „fertig" geworden seien.

Bowlby beschreibt, daß diese Menschen oft zu psychosomatischen Beschwerden neigen. Das trifft sich mit meiner Beobachtung. Mit psychosomatischen Beschwerden kommen sie dann in die Therapie. Oft dauert es lange, bis evident wird, daß Trauerarbeit nicht geleistet worden ist, zum Beispiel, weil diese Menschen das Gefühl haben, gerade mit diesem Verlust besonders gut fertig geworden zu sein, vielleicht weils sie etwas betrauern müssen, das sie nicht für „betrauernswert" erachten.

Ich denke in diesem Zusammenhang zum Beispiel an den Verlust ungeborener Kinder, und zwar bei Frauen wie bei Männern. Mit ungeborenen Kindern sind häufig schon viele Phantasien verbunden, das eigene Leben wird schon intensiv mit ihnen verknüpft. Ungeborene Kinder sind unter anderem Projektionsträger für all das Neue, das in uns selbst zum Leben drängt. Daher ist es durchaus ein Grund zum Trauern, wenn ein solches Kind nicht geboren werden kann.

Alle Probleme aus der ersten Trauerphase können auch so gesehen werden, daß hinter ihnen der Versuch des Patienten steht, die Phase der aufbrechenden Emotionen zu vermeiden.

Menschen, die in der zweiten Phase steckenbleiben, wirken wesentlich anders und stehen an einer völlig anderen Stelle des Prozesses als die, die in der ersten Phase steckenbleiben. Diese sind Menschen, die die Trauer überhaupt vermeiden wollen. Jene, die in späteren Phasen steckenbleiben, sind Menschen, die nicht mehr aus der Trauer herausfinden, die chronisch trauern. Auch sie wirken depressiv, aber nicht, weil sie den Schmerz verdrängt haben, sondern weil sie von ihm überwältigt, absorbiert sind, immer daran denken müssen und nicht mehr weiterwissen. Genau gesehen, blockieren auch sie den Trauerprozeß, auch sie geben sich nicht in diesen Wandlungsprozeß hinein, obwohl es aussieht, als wären sie voll drin.

Nicht jede Emotion in der Phase der aufbrechenden Emotionen wird gleich gut akzeptiert. Niedergeschlagenheit, Angst, Gefühle der Ruhelosigkeit werden eher angenommen als Zorn dem Verstorbenen gegenüber, der einen verlassen hat. „Über einen Verstorbenen sagt man nichts Böses" – das gilt in weiten Kreisen, aber damit nimmt man sich die Möglichkeit, sich mit dem Verstorbenen auseinanderzusetzen, auch mit der Situation des Verlassenwordenseins und im Zusammenhang damit der neuen Lebenssituation, in die man plötzlich und ganz unvorbereitet hineingeraten ist.

Ich denke in diesem Zusammenhang an eine Frau, deren Mann bei einem Motorradunfall ums Leben kam und sie mit drei kleinen Kindern zurückließ. Sie kam in Therapie, weil sie sich kraftlos und apathisch fühlte. Hinter dieser Kraftlosigkeit versteckte sich eine ungeheure Wut auf den Mann, der es nicht hatte lassen können, mit seinen „heißen Stühlen" durch die Welt zu sausen, Wut darüber, daß die Motorräder für ihren Mann faszinierender waren als sie und die Kinder. Wollte sie ihre Wut darüber ausdrücken, daß sie sich verlassen und betrogen vorkam, dann sagte sie immer wieder zwischendurch: „Ich bin ja so gemein, ich habe ihn doch geliebt, und ich liebe ihn noch, und doch habe ich eine solche Wut ..." Gerade das ist die Schwierigkeit dieser Phase: einander widersprechende Emotionen werden erlebt und müssen ausgehalten werden.

Aber nicht nur der Zorn wird nicht so gern zugelassen, Problem dieser Trauerphase sind auch die Schuldgefühle, die alles überwältigenden wie auch die unterdrückten Schuldgefühle.

Es gehört zu einem normal verlaufenden Trauerprozeß, daß Schuldgefühle wach werden. Wer könnte schon von sich behaupten, eine Beziehung ohne jedes Versäumnis gelebt zu haben? Schuldgefühle bekommen angesichts des Todes etwas Radikales, etwas Brutales. Kein Gespräch kann sie mehr wegdiskutieren, und vor allem, man kann nicht wiedergutmachen. Alle Wiedergutmachungswünsche scheitern daran, daß der Verstorbene nicht mehr da ist. Gewiß kann man versuchen, sich des Schuldhaften bewußt zu werden und es in anderen Beziehungen zu vermeiden suchen, soweit es geht. Aber das Schuldhafte kann nicht vermieden werden, und wenn jemand stirbt und ihm gegenüber Schuldgefühle bestehen, dann wird bewußt, was das existentiell bedeutet: ein Mensch zu sein, der schuldig werden muß, auch wenn er meint, er könne die Schuld vermeiden.

Schuldgefühle hängen stark mit dem zusammen, was in der Beziehung zwischen zwei Menschen ungeklärt geblieben ist, natürlich auch mit dem Ideal, das man sich vorgestellt hat in der Beziehung zum Verstorbenen und mit der realen Beziehungsform, die man dann gefunden hat. Bei Menschen, die sich um eine Klärung ihrer Beziehung bemüht haben, die sich gegenseitig auch eingestanden haben, wieviel sie einander immer wieder schuldig bleiben oder schuldig geblieben sind, habe ich immer festgestellt, daß sich ihre Schuldgefühle in Grenzen hielten, sich auch auf Dinge bezogen, die nicht den Menschen existentiell in seinem Kern trafen.

Das wohl typischste Problem der dritten Phase, der Phase des Suchens, des Findens und des Sich-Trennens, ist, daß der Verstorbene „gefunden" wird, man freut sich, versucht, ein phantasiertes Leben über die Grenzen hinaus sich zu erhalten und kann sich nicht mehr trennen, kann also auch nicht zur Phase des neuen Selbst- und Weltbezuges kommen. Man bleibt in der Wiederannäherungsphase, die zu jeder Trennung gehört, stecken.

Trauern – letztlich ein kreativer Prozeß? Man kann durch den Trauerprozeß zu neuen Verhaltensweisen und zu neuer Erlebnisfähigkeit finden, neue Seiten an sich entwickeln; ohne Zweifel hat ein kreativer Prozeß auf der Ebene der Persönlichkeitsentwicklung stattgefunden.

Die Probleme in der Phase des neuen Selbst- und Weltbezugs bestehen darin, daß unsere Trennungsängste, die uns schon immer auszeichneten, durch die erlebte radikale Trennung verstärkt werden. Der Abschied ist wirksamer, bedeutsamer, störender als vor dem großen Verlust.

In der starken Spannung des Sich-nicht-ganz-binden-Wollens, um nicht wieder den Preis der Bindung, das Trauern bei der Lösung, zahlen zu müssen, und des Sich-ganz-einlassen-Wollens, um sich nicht bei einer Trennung sagen zu müssen, etwas versäumt zu haben, gestalten Menschen mit großen Verlusterlebnissen ihre neuen Beziehungen.

Die Notwendigkeit des Trauerns, aber auch die Chancen des Trauerprozesses werden besonders sichtbar in jenen Therapien, in denen es um das Betrauern eines geliebten Menschen geht. Dieses Grenzerlebnis menschlicher Existenz zeigt deutlich, was Trauern sein kann, welche Probleme damit verbunden sind, welche Möglichkeiten.

Trauern fördert die Beziehungsfähigkeit

Nicht nur der Verlust eines Menschen durch den Tod ist Grund zum Trauern. Der Tod ragt in Gestalt der ständigen Veränderung in unser Leben herein. Leben angesichts des Todes muß – um mit Weischedel zu sprechen – „abschiedlich" gelebt werden. Wir müssen immer bereit sein, Abschied zu nehmen, uns zu verändern und immer auch bereit sein, unsere Geschichte als Geschichte vieler Veränderungen in uns aufleuchten zu lassen, unsere Geschichte als die Ausfaltung unserer Identität.

Wir müssen uns ständig trennen, von Kindern, von Lebensphasen, von Arbeitsstellen, von Wohnungen, von Idealen. Jede Trennung erfordert Trauerarbeit. Eine große Bedeutung innerhalb des therapeutischen Prozesses hat das Trauern um Beziehungen, die zerbrochen sind. Es geht dabei weniger um die Trennungen durch das Schicksal (Tod), sondern vielmehr um die Trennungen durch einen Entschluß.

Der Trennung geht meistens ein schwieriger, längerer Entscheidungsprozeß voraus. Innerhalb dieses Entscheidungsprozesses sind wiederholte Bewegungen der Trennung und darauffolgende Bewegungen der Wiederannäherung zu sehen. Diese Bewegungen entsprechen dem Wunsch nach Trennung und der Angst vor der Zeit des Alleinseins. Diese Bewegungen sind in allen Beziehungen zu beobachten. Bei Problempaaren erfolgen die Umschläge in sehr kurzen Intervallen.

Wie bei jedem Trauerprozeß folgt dem Entschluß mit einer kurzen Phase der Gefühle von Erleichterung eine Phase der Äußerung chaotischer Emotionen mit Angst, Wut, Trauer, Rache- und Schuldgefühlen. Rache- und Schuldgefühle können benutzt werden, um die Trauer über die zerbrochene Beziehung und die damit verknüpfte existentielle Schuld nicht sehen zu müssen.

Das Arbeiten an den Schuldgefühlen gehört zu jedem Trauerprozeß. Schuldgefühle sind aber bei Trauer um Trennungen meistens sehr ausgeprägt, um so mehr, je weniger sorgfältig der Entschluß getroffen worden ist.

Die gegenseitige Schuldzuschreibung als Vermeidung des Verarbeitens des Trennungsprozesses, als Vermeidung des Trauerns zu sehen, das Suchen der existentiellen Schuld und das Erlebnis, daß diese zu tragen ein wesentlicher Aspekt unserer Autonomie ist, kann dazu führen, daß der Ablöseprozeß weiterschreitet.

Die Auseinandersetzung mit den Schuldgefühlen, das Erkennen, daß die existentiellen Schuldgefühle – wie auch in anderen Situationen des Lebens – ausgehalten werden müssen und daß dieses Aushalten nicht masochistisches Leiden, sondern verantwortliches Aufsichnehmen der menschlichen Verfassung ist, und das Aussondern der Schuldgefühle, die nicht wirklich existentiell sind, sondern dadurch aufgepfropft, daß man meint zu wissen, wie Leben gelebt werden muß (also Vorurteilen und Meinungen entsprechen), sowie das Zulassen der Gefühle der Verlassenheit führen in die nächste Phase der Trauer, in der man versucht, für sich herauszufinden, was in der Beziehung gewachsen ist und was der Partner in uns geweckt hat.

Die Phase des Suchens ist dann sehr schwer zu bestehen, wenn jemand verlassen worden ist und die Gefühle der Rache nicht geopfert werden können. Diese Menschen opfern dann die Substanz der Beziehung, entwerten damit eine Zeit ihres Lebens und damit auch sich selbst und blockieren sich dadurch.

Es ist eine der schwierigsten Trennungssituationen, wenn man verlassen wird, ohne daß der Partner stirbt, keinen Grund dafür sieht und sich einfach betrogen vorkommt. Das Einwilligen in den notwendigen Trauerprozeß kann nur geschehen, wenn wir uns klarmachen, daß bei einer Trennung immer beide Partner beteiligt sind, immer schon der Rhythmus von Halten und Lassen, von Veränderung innerhalb der Beziehung gestört ist.

Die meisten fehlenden Gefühle der Liebe geben das Gefühl, an der Liebe und an der Beziehung versagt zu haben. Das Selbstgefühl des einzelnen wird stärker als bei der Trauer um einen Verstorbenen strapaziert, besonders auch deshalb, weil wir so wenig akzeptieren, daß Leben Gewinnen und Verlieren, Glücken und

Scheitern kennt und niemals ein Prozeß des kontinuierlichen Glückens sein kann.

In der Phase, in der man die Substanz der zerbrochenen Beziehung sucht, ergeben sich zwei typische Schwierigkeiten: Entwertet man den Partner weiter, dann kann man auch nicht herausfinden, was er einmal in einem angesprochen hat, was er auch aus uns heraus geliebt hat und was wir mit ihm ja nicht verlieren, weil es unseres ist. Mit dem Partner entwerten wir dann auch uns und eine Periode unseres Lebens. Beginnen wir aber, einen Partner in dieser Situation zu idealisieren, dann sehen wir nicht mehr ein, weshalb wir denn eigentlich einen so wunderbaren Menschen verlassen haben oder weshalb wir ihn verlassen sollten.

Es zeigt sich eine weitere Schwierigkeit der Trauerarbeit bei einer Trennung: Bei der Trauerarbeit bei Verlust durch Tod sind wir sicher, daß der Verstorbene nicht mehr zurückkehren wird. Bei einer Trennung von einem Menschen, der lebt, besteht immer die leise Hoffnung, daß er zurückkommen könnte. Die neue Lebenssituation wird nicht so radikal gesucht wie bei einer Trennung durch den Tod. Dadurch hält man sich aber leicht im Trennungsprozeß, ohne sich wirklich zu trennen und ohne den Neuansatz, der auch zu einer Trennung gehört, wahrnehmen zu können.

Wenn die Trauerarbeit bei einer Trennung von beiden Partnern durchgestanden werden kann und irgendwann auch der Schmerz geopfert wird, finden sich beide meistens auf einer neuen Beziehungsebene. Die beiden bleiben immer auch noch reale Partner, werden miteinander gewisse Dinge beschließen, etwa wenn Kinder vorhanden sind. Daß diese Ebene oft nicht erreicht wird, hängt damit zusammen, daß Trennungen kaum verarbeitet werden, daß uns der Sinn für die Wichtigkeit dieses Trauerprozesses weitgehend fehlt – und das es auch sehr mühsam ist.

Viele Menschen werden erst dann überhaupt beziehungsfähig, wenn sie einen schmerzhaften Trennungsprozeß durchgemacht haben. Unter „beziehungsfähig" meine ich jetzt vereinfacht, daß sie so in einer Beziehung stehen können, daß sie miteinander sein können, aber auch allein. Daß Nähe und Distanz von beiden ge lebt werden dürfen, ohne daß der Partner etwa verlorengeht oder bestraft werden muß, wenn er eigenständig handelt, ohne auch, daß der Eigenständige seine Eigenständigkeit sich trotzig abringen muß und den Partner dabei aus den Augen verliert. Daß also ein Auseinandersetzungsprozeß zwischen beiden stattfinden kann, daß sie gleichzeitig miteinander und gegeneinander leben können.

Das Leben besteht aus Trennungen und Wiederannäherungen. Trennungen sind Verbindungen, und oft sind wir in neuen Bindungen, ohne hinreichend von alten Bindungen abgelöst zu sein.

In einer existentiell bedeutsamen Trennung nehmen wir meistens Trennungen mit, die wir noch nicht durchgestanden haben in unserem Leben. Wir erfahren dabei, daß wir als Abgelöste nicht ganz verlassen sind und zerfallen, sondern daß uns die Möglichkeit der Ablösung das Gefühl gibt, in uns selbst zu stehen, auf unseren eigenen Füßen stehen zu können. Außerdem lernen wir, daß Verlust nicht umbringt, daß er zwar äußerst schmerzhaft ist, aber daß er auch zu Auseinandersetzung und Wandlung zwingt.

Ein Trauerprozeß bei einer Trennung läßt uns, wenn er durchgestanden ist, eigenständiger zurück, zeigt uns etwas über unser Beziehungsverhalten, über unsere Beziehungswünsche und darüber, was uns unabdingbar wichtig ist an einer Beziehung.

Letztlich hat unsere Fähigkeit, zu trauern und damit abschiedlich und zugleich bezogen existieren zu können, einen direkten Einfluß auf unsere Fähigkeit, uns auf das Leben einzulassen, wenn wir wissen, daß die Trennungen uns nicht umbringen. Einlassen aufs Leben bedeutet aber wohl auch, sich am Leben zu freuen – trotz der Abschiede.

Auch Trennungen müssen betrauert werden

Wir verbringen unser Leben mit Halten und Lassen, und je bewußter wir erleben, wie vergänglich Leben ist, daß wir mit dem Tod leben, um so kostbarer werden uns unsere Erinnerungen, um so mehr gestalten wir, um so mehr lassen wir uns aufs Leben ein, bewahren, was war, so lebendig wie möglich in unserer Erinnerung. Vielleicht wollen wir auch nur festhalten und vergessen, daß wir abschiedlich leben müssen, immer wieder Abschied nehmen müssen auf eine neue Zukunft hin. Wir wollen vergessen, daß das Leben ein großer Prozeß der Veränderung ist, in den wir eingebunden sind und dessen Regeln wir nicht ganz durchschauen. Wir wissen aber, daß es uns nicht bekommt, wenn wir uns diesen Veränderungen widersetzen, wir wissen auch, daß es uns nicht bekommt, wenn wir nur die Veränderungen sehen und nicht das Bleibende.

So müssen wir immer wieder loslassen, vertrauensvoll und mutig, in neue Lebenssituationen hinein, ohne zu verlieren, was das Leben uns schon gebracht hat.

Halten und lassen, uns binden und Abschied nehmen, die Vergänglichkeit erleben und sie doch auch aufgehoben wissen in jenen seltenen Momenten des Erfaßtseins, Umfangenseins von Liebe, von denen wir das Gefühl haben, daß sie „ewig" sind, und die uns diese Vergänglichkeit auch transzendieren lassen; das fordert Leben angesichts des Todes – das verstehe ich unter abschiedlicher Existenz.

Abschiedliche Existenz meint also auch, sich vom Leben brauchen zu lassen, sich einzulassen auf das, was ist und was ansteht. Leben wird nicht weniger vergänglich, wenn wir uns nicht auf es einlassen, es wird bloß weniger intensiv.

Trennen heißt meistens, Vertrautes loslassen und sich in Unvertrautes hineinwagen; das macht uns Angst oder Wut, erfüllt uns mit Gefühlen von Unsicherheit und Verlassenheit. Um so wichtiger ist deshalb, daß wir bei unseren Abschieden nicht vergessen, was wir hinter uns lassen, und was wir ja nie wirklich verlieren, denn wir sind doch – in unserer ganzen Existenz – immer auch unsere eigene verleiblichte Geschichte und wir haben unsere Erinnerung.

Es scheint also so, als müßten wir an diesen Trennungsübergängen innehalten, uns in Erinnerung rufen, was wir verlieren, welche Gefühle damit verbunden sind; denn Verlust ist etwas, das uns in unserer Sicherheit bedroht und daher mit Gefühlen der Verlassenheit, der Unsicherheit, der Angst, Wut usw. verbunden ist, und dann das Verlorene als etwas sehen, was doch auch zu uns gehört, bis wir wieder einen Schritt in die Ungewißheit hineinwagen können, uns mit dem Leben und auf das Leben wieder neu einlassen können.

Diesem Innehalten entspricht der Trauerprozeß.

Das wird besonders deutlich, wo wir von einem geliebten Menschen durch den Tod getrennt worden sind, wo dieses Innehalten, der Trauerprozeß, uns auf uns selbst, als Verlassene zurückführen soll, wo wie uns in diesem Prozeß unter großen Schmerzen vom Verstorbenen ablösen, ohne daß das Wesentliche, was die Beziehung ausgemacht hat, verloren ginge, in dem wir uns wieder selbst finden und dann wieder ins Leben wagen, neue Bindungen wagen.

Und nur durch das Aushalten und Durchtragen dieses Trauerprozesses geschieht wirkliche Wandlung.

Trauer ist die Emotion der Wandlung.

Wenn wir einen Menschen durch den Tod verloren haben, können wir meistens akzeptieren, daß wir trauern müssen. Wir verlieren aber nicht nur Menschen durch den Tod, wir müssen uns ständig trennen, von Kindern, von Lebensphasen, von Arbeitsstellen, von Wohnungen etc. Jede Trennung erfordert Trauerarbeit. Ich möchte an der Trauerarbeit bei Menschen, die sich trennen und scheiden, zeigen, wie diese aussehen kann; die grundsätzlichen Schritte können auf alle Trennungen übertragen werden.

Ein Trauerprozeß also bei Trennung, bei Scheidung?

Zu diesem „Innehalten", zu dem der Trauerprozeß uns zwingt, gehört, daß die Umwelt dieses Innehalten auch akzeptiert. Wenn wir einen Menschen durch Tod verloren haben, gesteht uns die Umwelt meistens eine Schonfrist zu. Gesteht sie uns diese Schonfrist auch zu, wenn wir uns getrennt haben, wenn wir geschieden sind? Und – wagen wir es in einem solchen Fall, uns diese Schonfrist herauszunehmen? Trennungen, Scheidungen – also Trennungen durch eigenen Entschluß, und nicht durch höhere Gewalt, machen uns Angst. Man weiß zwar unterdessen, daß es manchmal gescheiter ist, sich zu trennen, als zu warten, bis daß der „Mord" die beiden einstmals Liebenden scheidet, aber den Trennungen und den Scheidungen haften immer noch etwas Unanständiges an. Sie lösen nach meiner Erfahrung noch immer Angst aus bei denen, die diese Trennung miterleben; sie erinnern daran, daß keine Beziehung ganz sicher halten wird.

Wenn die Umwelt die Scheidung akzeptiert, dann bleibt immer noch die Frage: Darf jemand, der jetzt getrennt ist, auch noch trauern, soll er jetzt nicht viel mehr froh sein darüber, daß diese schlimme Zeit, diese Zeit, die man am liebsten ganz schnell vergessen würde, vorbei ist?

Ich meine, daß die Umwelt nicht viel Verständnis für einen Trauerprozeß, der gerade bei jeder Trennung nötig ist, aufbringt, daß *wir* nicht viel Verständnis für die Notwendigkeit eines Trauerprozesses bei unseren Trennungen aufbringen.

Sich trennen bedeutet aber nicht nur, daß man sich äußerlich voneinander trennt, dann getrennt lebt und sich allenfalls scheidet; wir können uns auch innerhalb einer Beziehung voneinander trennen, müssen das auch immer wieder, und gerade bei diesen Trennungen innerhalb der Beziehungen scheint es mir wichtig, daß wir auch dort trauern. Auch dann, wenn man fest entschlossen ist, eine Beziehung miteinander zu leben, Beziehungsräume zu kreieren, wechseln Zeiten der größeren Nähe mit Zeiten der größeren Distanz, ist einmal Miteinandersein wichtiger, einmal das Fürsichselbst-Sein. Beziehungen, in denen Miteinandersein und Fürsichselbstsein in einem guten Rhythmus gelebt werden können, bleiben lebendig, tragen der abschiedlichen Existenz Rechnung.

Die größere Distanz kann ja bedeuten, daß für einen der Partner eine andere Beziehungsphantasie wichtiger wird, daß etwas Neues in die Beziehung hineinkommen muß, um sich dann wieder neu auf den Partner einzulassen, wohl auch mit einer neuen Phantasie von ihrem gemeinsamen Leben. Wenn wir in solchen Situationen diese Distanz nicht als Besinnungspause verstehen und den damit verbundenen Schmerz ausdrücken, also trauern, werden wir leicht verhärtet, fühlen uns dem Partner gegenüber blockiert und sind enttäuscht. Statt unsere Sehnsüchte nach neuen Perspektiven zu formulieren, formulieren wir dann Vorwürfe, statt eines Trauerprozesses sind wir dann hart, gefühlskalt oder leer.

Neben diesen alltäglichen Trennungen möchte ich die Aufmerksamkeit auf die „innere Trennung" lenken, als Alternative zu einer schnellen äußerlichen Trennung, in der so viel Trennung als möglich zugelassen wird, und bei der es sich erweisen muß, ob die Partner wieder zusammenkommen.

Unter einer „inneren Trennung" verstehe ich, daß jeder der Partner sich auf sich selbst zurückzieht, was sich auch räumlich zeigen muß (getrennte Räume im selben Haus), bewußt die Gefühle der Verlassenheit, der Angst, der Wut aushält, sich klar darüber wird, was jetzt fehlt, wenn man nicht zum Partner gehen kann, auch wenn er anwesend ist, und welche Phantasien über Beziehungen in dieser Zeit auftauchen.

Die innere Trennung steht im Dienste der Selbstbestimmung und der Selbstbesinnung: welches sind meine Sehnsüchte, meine Wünsche, meine Bedürfnisse, und zwar nicht primär bezogen auf den Partner, sondern auf mich, verbunden mit dem Risiko, unvereinbare Wünsche zu haben und dann lernen zu müssen, mit unvereinbaren Wünschen miteinander zu leben, in die Auseinandersetzung gehen, erfahren, ob man einen gemeinsamen Standpunkt finden kann, oder ertragen, daß man in einigen Belangen mit dem Partner gehen kann, in anderen gegen ihn geht. Diese Phasen der inneren Trennung sind geprägt durch Freude über die Eigenständigkeit und durch die Angst vor dem, was werden wird, durch die Trauer darüber, daß man sich voneinander weiter entfernt fühlt.

Wesentlich dabei ist, daß die beiden immer wieder sich Zeichen geben, wie es ihnen geht, welche Gefühle sie haben, und welche Perspektiven sich ihnen zeigen. Ein Gespräch pro Woche dürfte für dieses gegenseitige Sich-Zeichen-Geben genügen. Es bewährt sich, daß jeder Partner im Laufe der Woche sich aufschreibt, was er für wesentlich hält und sich dann aber auf das Allerwesentlichste beschränkt.

Eine gelungene innere Trennung zeigt sich daran, daß neue Beziehungsmöglichkeiten lebbar werden, alte Zirkelprozesse, auf die man immer wieder hereinfällt, wahrgenommen werden und man sich gegenseitig hilft, nicht immer wieder in dieselben Fallen zu gehen. Wenn eine solche Entwicklung möglich ist – und sie ist es doch recht oft –, dann haben die beiden durch diese innere Trennung gemeinsam eines ihrer Grundprobleme überwachsen, fühlen sich sich dadurch verbundener als zuvor und haben die Erfahrung gemacht, daß man sich durch Trennungen auch näher kommen kann.

Dieses sich voneinander Getrenntfühlen kann eine neue erotische Spannung zwischen den Partnern auslösen.

Ein kurzes Beispiel für eine solche innere Trennung:

Ein Paar, beide etwa 35, seit 13 Jahren beisammen, zwei Kinder, lebt recht gut miteinander. Beide begannen aus Berufsgründen mit einer Analyse. Der Mann wurde sich bald bewußt, daß er noch recht mutterabhängig war, daß er noch die Ansichten und Forderungen seiner Mutter vertrat, auch wenn er darunter litt, daß er aber auch die ganze Welt als Mutter verstand und sehr ungeduldig wurde, wenn ihn das Leben nicht wie eine gütige Mutter versorgte. Im Zuge dieser Entdeckung kam ihm jede Frau wie seine Mutter vor, auch seine Partnerin. Er sprach von seiner Partnerschaft als vom großen Irrtum seines Lebens und drängte auf Trennung.

Die Frau war gekränkt, daß er ständig die Mutter in ihr herausforderte, um sie dann zu bekämpfen; sie fühlte sich mißbraucht, nicht verstanden und distanzierte sich innerlich von ihm. Sie wollte warten, bis er eine andere Komplexkonstellation durchlebte, und meinte, großzügig zu sein. Sie schloß sich aber in ihrem Gekränktsein so sehr von ihm ab, daß er sie nur noch als abweisend und kalt erlebte; daher wollte er sie immer wieder davon überzeugen, daß zwischen ihnen keine Gefühle mehr seien.

Erst als sie ihm zeigte, wie traurig, wütend und verletzt sie war, und sich auch selbst zugab, wie sehr sie Angst hatte, die Beziehung, die sie als sehr lebensfördernd angesehen hatte, könnte wirklich nicht mehr tragen, brach das Eis zwischen den beiden.

Der Mann ließ auf Wunsch der Frau von der äußeren Trennungsforderung ab und war mit einer „inneren Trennung" einverstanden; jeder wollte sich auf sich selbst besinnen, der Kontakt wurde auf ein Minimum beschränkt; sie fühlten die Trennung, fühlten sich verlassen, wußten nicht, wie es weitergehen sollte, hatten die Tendenz zurückzufliehen und taten es doch nicht.

Einmal pro Woche setzten sie sich zusammen und erzählten einander von ihren Erfahrungen und Gefühlen mit der Trennung, aber auch mit ihren eigenen Prozessen, als Getrennte, die nicht wußten, ob sie wieder in neu eine Beziehung miteinander eintreten wollten. Sie erlebten sich eigenständig und verantwortlich, hatten aber viel Angst. Jeder machte in seiner Weise einen Trauerprozeß durch: Die Emotionen der Wut, der Trauer, der Verlassenheit, des Gekränktseins waren erlebbar und wurden zugelassen; dann besannen sie sich darauf, was denn der Partner in ihnen normalerweise belebte, was ihnen jetzt fehlte.

Jeder Partner vermißte den andern: außer, daß der Partner für ganz alltägliche Handreichungen fehlte, die er sonst immer wahrnahm, vermißte die Frau die vielen kleinen Anregungen, die sie von ihrem Mann bekam (und die sie in schlechten Zeiten „Belehrungen" nannte). Sie fühlte sich ärmer, weniger angeregt, aber auch nicht gebraucht und nicht beachtet.

Der Mann vermißte, daß ihn niemand mehr „erdete", aber es fiel ihm auch schwer, sich selbst zu versorgen. Ihm fehlte auch an seinen Ideen die Verstärkung durch die Frau. Er nahm deutlich wahr, daß seine Frau in ihm Lebensmut geweckt hatte, den er für sich noch nicht aufbrachte.

Beide wollten nicht auf das verzichten, was sie durch das Dasein ihres Partners erlebten. Die Frau sah auch, daß ihr Mann ja keineswegs nur die Sohn-Rolle beanspruchte; der Mann sah ein, daß seine Frau nicht einfach Mutter für ihn war. Wenn sie ins Beziehungsmuster Mutter–Sohn zurückfallen wollten, fragte der, dem es auffiel: wieviel Mutter (Sohn) soll ich denn jetzt sein, ohne daß wir uns trennen müssen?

Wichtig an der inneren Trennung ist, daß die Gefühle des Verlassenseins, des Enttäuschtseins wirklich zugelassen werden, ein Trauerprozeß mit dem Aushalten der verschiedenen Emotionen eintreten kann und das Bewußtwerden darüber, was der Partner in einem belebt, durchgestanden wird.

Der Trauerprozeß bei einer äußeren Trennung

An einem weiteren, längeren Beispiel möchte ich nun zeigen, wie ein Trauerprozeß bei einer äußeren Trennung, die in eine Scheidung mündete, aussehen kann.

Ein Paar, sie 42, er 45, 18 Jahre verheiratet, mit zwei Söhnen von 15 und 16 Jahren, das sich schon unzählige Male getrennt hatte, kam in Therapie, weil es sich entweder trennen wollte oder dann normal zusammenleben. Sie sagten von ihrer Beziehung: „Es ist zuwenig Gefühl da, um beisammenbleiben zu können und zuviel zum Auseinandergehen."

Aktueller Anlaß zum Aufsuchen der Therapie war, daß die Frau es sich nicht vorstellen konnte, mit diesem Mann zu leben, wenn die Söhne einmal außer Haus sein sollten. Der Mann hätte die Beziehung, so wie sie war, ertragen. Die Therapie sollte den Entscheidungsprozeß vorantreiben. Es geht hier um eine Trennung durch einen Entschluß, für den die sich Trennenden Verantwortung übernehmen müssen. Dieser Entschluß hat einen großen Einfluß auf die Trauerarbeit, die wir bei der Trauerarbeit durch den Tod nicht kennen: Kann ich meinen Entschluß vor mir, vor dem Partner, vor den Kindern, vor meiner Ideologie verantworten? Mit diesem eigenen Entschluß sind Schuldgefühle verbunden, die dazugehören und getragen werden müssen.

Dieses Paar möchte den Entschluß nicht leichtfertig fällen, sie wollen mit einem anderen Menschen die Situation klären, oder möchten sie vielleicht insgeheim, daß der Therapeut für sie entscheidet und dann schuld ist?

Für mich war zunächst wichtig, für uns alle drei sichtbar zu machen, welcher Art ihre Beziehung war, wie sehr sie sich ineinander einfühlen konnten, und wie weit es ihnen auch möglich sein könnte, die Beziehung zu verändern.

Um diese Fragen zu klären, habe ich die beiden gebeten, sich in der Phantasie zwei Bäume vorzustellen, die sie in eine für sie passende Umgebung stellen sollten, dazu sollten sie sich auch irgend ein Wetter vorstellen, darauf vertrauend, daß in dieser Beratungssituation die zwei Bäume als Bild von sich und vom Partner erlebt werden.

Die Frau sieht in ihrer Phantasie eine Bergföhre in einer Voralpengegend. Die Bergföhre krallt sich fest und trotzt dem Sturm.

Einen zweiten Baum sieht sie nicht. Auf mein etwas insistierendes Nachfragen hin sagt sie dann, sie sehe sehr weit weg eine Wettertanne, groß.

Der Mann sieht einen großen, stämmigen Nadelbaum, eine Weißtanne, daneben eine kleine Birke. Die Birke ist nah beim Nadelbaum, sehr geschützt. Beide stehen am Waldrand, dahinter ist der Wald mit vielen Bäumen. Es gibt kein Wetter. Auf die Frage, was er damit meine, sagt er, es sei grau gewesen.

Wenn man diese Bilder als Paarphantasie ansieht, dann wird deutlich, daß die Frau sich sehr einsam sieht und sich mühsam behauptet, ihren Mann aber eigentlich aus dem Blickfeld verloren hat. Die Lebenssituation ist für sie stürmisch.

Der Mann hat eine Beziehungsphantasie von einem schützenden und einem geschützten Wesen, allerdings in einer indifferenten – oder grauen – Stimmung, wenn wir die Wetterlage als Symbol für die Stimmung sehen wollen.

In einem nächsten Schritt bat ich die beiden, sich das Bild des Partners vorzustellen und die dabei aufsteigenden Gefühle zu beachten.

Die Frau: „Das ist eine Unverschämtheit von dieser Weißtanne, die nimmt der Birke das Licht und den Platz weg, die kann nicht wachsen."

Der Mann: „Ich mag die Wettertanne ganz gern, fühle mich aber einsam als Wettertanne. Ich habe Mitleid mit der Bergföhre, die so knorzend dem Sturm trotzen muß."

Die Frau identifiziert sich mit der Birke und drückt ihre Wut darüber aus, daß sie nicht groß werden kann, weil die Weißtanne vor dem Licht steht, oder in den Worten des Mannes, weil die Weißtanne sie so sehr schützt. Der Mann sieht sich als Wettertanne ganz gern, fühlt sich aber einsam und hat Mitleid mit der Bergföhre: Für ihn ist ein Beziehungsideal „schützender Mann – schutzbedürftige Frau" erstrebenswert, die Frau wehrt sich im Moment gegen die Beziehung.

In einem nächsten Schritt bat ich die beiden, sich in den Baum einzufühlen, den der Partner sich zugedacht hatte. Damit wollte ich herausfinden, ob die Rollen einseitig verteilt sind in dieser Beziehung, oder ob jeder auch den Part des Partners übernehmen kann.

Die Frau fühlt sich als Weißtanne gut. „Es ist ein gutes Gefühl, auf die Birke schauen zu können, sie zu schützen, sie schutzbedürftig zu sehen."

Der Mann als Bergföhre: „Ich kralle mich fest in den Boden, auch an den Steinen halte ich mich, ich darf nicht aus dem Boden gerissen werden. Ich bin wild entschlossen, nicht zu weichen. Das gibt auch ein gutes Gefühl."

Jeder kann sich gut in den Baum einfühlen, den der Partner für sich gewählt hat und der einen Aspekt des Selbstbildes in dieser bestimmten Beratungssituation verkörpert. Beide haben Verständnis füreinander, signalisieren damit auch, daß beide zwei Rollen spielen können: Beschützer und Schutzbefohlener, eigensinnig Eigenterritorium Verwaltender und entfernter Wetterbaum, der ja auch einiges aushalten kann.

Um Hinweise darauf zu bekommen, ob dieser Beziehungsraum verändert werden kann, wie flexibel auf Wünsche des Partners eingegangen werden kann, bitte ich, sich das eigene erste Imaginationsbild noch einmal anzusehen und auszuprobieren, ob die Bäume auch anders stehen können und ob das Wetter sich verändern kann.

Die Frau: „Die Bergföhre bleibt, das kann ich nicht verändern. Die Wettertanne geht noch weiter weg. Ich bringe sie nicht näher heran, aber ich gebe ihr ein kleines Wettertännchen, damit sie nicht so einsam ist. Es klart auf."

Der Mann: „Ich kann die Birke fünf Meter weiter weg sehen, auch zehn Meter. Das macht mir gar nichts aus. Die kann stehen, wo sie will, das ist mir dann egal."

Die Frau drückt mit ihrem Bild aus, daß ihr größere Nähe nicht möglich ist, daß sie es aber ihrem Mann gönnt, eine kleine Wettertanne neben sich zu haben. Vielleicht möchte sie ihm ein Kind geben, oder sie drückt damit aus, daß sie, wenn sie ihre Eigenart verleugnet und sich ihm anpaßt, seine Einsamkeitsgefühle vermindern kann. Diese Möglichkeit rückt aber immer weiter weg. Immerhin klärt sich etwas, wenn es aufklart.

Der Mann drückt in seiner Imagination aus, daß er, wenn er die Frau nicht ganz nah hat, sie verliert.

Aus diesen Imaginationen wird deutlich, warum die beiden doch immer wieder zusammengekommen sind. Die beiden können sich gut ineinander einfühlen und haben noch Gefühle füreinander: Die Frau gibt ihrem Mann ein kleines Wettertännchen, er möchte sie weiter beschützen. Sie sind wohl eine Zeitlang ganz gut gewachsen miteinander, wenn wir das Bild des Mannes, der im Moment weniger an eine Trennung denkt, als Bild für die gewachsene Partnerschaft ansehen wollen: dieses Schützen und Geschütztwerden, wobei die Rollen wohl austauschbar waren, war für beide für eine gewisse Zeit lebensfördernd. Dann hätten sie aber wohl eine andere Beziehungsform finden müssen.

Die äußeren Trennungen, die das Paar immer wieder ausprobierte und die von Tagen bis zu Monaten dauerten und die Krise signalisierten, hätten wohl Trennung im Sinne der inneren Trennung sein müssen.

Eine erste längere Trennung (zwei Monate) fand statt, als das zweite Kind in den Kindergarten ging. Die Frau bekam Atembeschwerden und konnte nicht mehr einschlafen. Ein Arzt schlug ihnen getrennte Schlafzimmer vor. Darauf reagierte der Mann so, daß er sagte: „Dann kann ich ja gleich ganz gehen." Und er ging. Das kam für die Frau wie ein Blitz aus heiterem Himmel, da sie sich doch nahe fühlten. Die Atembeschwerden der Frau kann man so verstehen, daß sie keine Luft mehr zum Atmen hatte; die beiden waren sich wohl zu nahe. (Atembeschwerden nur abends im Bett.) Die Frau konnte sich aber auch nicht ihren Raum zum Atmen nehmen. Das Thema des „Einen-eigenen-Raum-Habens", des sich Abgrenzens, des Atmen-Könnens, und damit verbunden auch eines Gefühls von Freiheit, klingt an. Die Frau fühlte sich offenbar in ihrem eigenen Lebensraum von ihrem Mann bedroht im Moment, wo ihre Kinder sie auch nur ein bißchen weniger brauchten. Der Mann fühlte sich durch die Autonomiebedürfnisse seiner Frau bedroht, seine Angst ließ ihn in eine überstürzte Trennung fliehen. Alle Aggressionen, aber auch alle schlechten Gefühle, die die Krise jeweils auslösten und die dafür gesorgt hätten, daß zwischen den beiden eine Trennung und damit auch eine Klärung ihrer Gefühle und ihrer Erwartungen hätte stattfinden können, wurden verdrängt, äußerten sich dann jeweils in den abrupten äußeren Trennungen.

Während der Trennung dachte der Mann daran, ob die Frau wohl mit den Söhnen zurechtkomme; die Frau dachte daran, wie ihr Mann nun wohl sein Leben gestalte. Sie waren zwar äußerlich getrennt, aber innerlich blieben sie in ihren Phantasien aneinander hängen, waren dadurch auch nicht fähig, diese Zeit der Trennung als Besinnungspause zu nutzen.

Statt sich innerlich voneinander zu trennen, sich einzugestehen, daß sie ihren Beziehungsstil und ihre Beziehungsräume ändern müssen, haben sie sich jeweils äußerlich getrennt und nach einiger Zeit fanden sie einen Grund, ihr Zusammenleben wieder aufzunehmen, ohne daß sich in ihrer Beziehung etwas geändert hatte.

Eine zweite, längere Trennung fand statt, als das zweite Kind acht Jahre alt war. Die Frau wollte in ihren Beruf zurück. Der Mann reagierte heftig, im Stile: Wenn jetzt kein Mittagessen mehr dasteht, die Hemden nicht mehr gebügelt werden, die Kinder, wenn sie aus der Schule kommen, allein sind, dann kann ich ja gleich gehen. Er ging und kam nach etwa zwei Monaten wieder zurück, weil seine Kinder ihn darum baten. Die Frau hatte die Kinder zu ihrem Mann geschickt, um ihn zurückzuholen. Die Frau gab nach, arbeitete weiter im Haushalt. Ein Jahr später wurde sie depressiv; der Arzt meinte, sie sollte mehr unter die Leute gehen und in ihrem Beruf arbeiten. Der Mann akzeptierte das, die Frau durfte halbtags arbeiten.

Unser alltägliches Trennungsverhalten, auch das noch viel alltäglichere, als das hier geschilderte, zeigt uns, wie wir uns auch bei existentiell einschneidenden Trennungen verhalten; an den alltäglichen Trennungen können wir uns trennen lernen, aber auch sehen, welche Schwierigkeiten wir damit haben. (Schwierigkeiten damit haben wir alle.)

Wie ist das Trennungsverhalten dieses Paares?

Beide können sich nicht eigentlich trennen: Der Mann flieht aus der Situation, bleibt aber in der Phantasie am Ort, den er verlassen hat, ohne diese Situation – in der Phantasie – zu verändern. Auf seine Gefühle hin befragt, sagte er, er habe vor allem Sorge gehabt, die Frau könnte überfordert sein mit der Erziehung der Kinder. Gefühle des Verlassenseins kannte er in der Form, daß er seiner Frau jeweils sehr übelnahm, daß er schon wieder zurückgehen werde.

Die Frau war zunächst jeweils erleichtert, wenn ihr Mann ausgezogen war, hatte dann aber bald Phantasien, er könnte eine andere Frau finden und wollte ihn dann zurückhaben. Dieses Sich-nicht-Trennen-Können und die Unmöglichkeit, neue Aspekte in die Partnerschaft hineinzutragen, neue Sehnsüchte, neue Hoffnungen, bewirkte, daß die beiden sich nicht trennen, sich aber auch nicht neu aufeinander einstellen konnten in einer Partnerschaft, die ihren veränderten Bedürfnissen Rechnung getragen hätte.

Ich schlug ihnen zunächst vor, einmal eine „innere" Trennung zu versuchen, um zu sehen, welche Phantasien sich einstellen würden. Im Anschluß an die Imagination mit den Bäumen war beiden klar geworden, daß es so nicht weitergehen könne.

In dieser Zeit der inneren Trennung (sechs Wochen, einmal in der Woche sprachen sie in der Therapie über ihre Erlebnisse und Erwartungen aneinander) mußte der Mann immer damit kämpfen, daß er nicht einfach weglief. Seine Phantasien kreisten darum, daß die Frau doch ihre Arbeit wieder aufgeben möge, sie könne sich ja sozial betätigen. Er sah sie in seinen Phantasien krank, er pflegte sie hingebungsvoll.

Die Frau reagierte auf die Beziehungsphantasien sehr heftig, fühlte sich überhaupt nicht ernstgenommen. Sie sah sich in der Phantasie selbständig, sah sie beide im gleichen Hause wohnen, er oben, sie unten. Diese Phantasie war für den Mann nicht annehmbar. Er meinte, seine Frau wolle die angenehmen Seiten von ihm haben, die unangenehmen ausschließen und ihn kontrollieren.

Immer mehr kreisten die Gedanken beider um Trennung. Der Mann sagte sich, wenn es sein müsse, sei es jetzt besser als später, jetzt habe er noch eine Chance, eine neue Frau zu finden. Die Frau zögerte, wußte nicht recht. Da hatte sie einen Traum:

Ich verlasse meinen Mann. Er bleibt in einem riesengroßen Haus mit seiner Mutter zurück. Ich gehe über die Straße mit den Kindern, die plötzlich weg sind. Ich fühle mich allein und einsam. Ich will zurück ins Haus gehen, aber ich kann das Haus nicht mehr finden. Ich erwachte sehr traurig, weiß, daß ich jetzt weggehen will, auch wenn ich sehr einsam sein werde.

Nach diesem Traum faßten die beiden den Entschluß, sich zu trennen. Der Mann nahm eine zweite Wohnung in der Stadt, die Söhne hatten in beiden Wohnungen Zimmer. Die beiden wollen auch nicht mehr gemeinsam in Therapie kommen. Wir beschlossen, daß dann, wenn vorwiegend vom Partner gesprochen werde, die Paartherapie wieder aufgenommen werden sollte.

Die erste Reaktion der Frau nach der Trennung war ein großes Aufatmen. Sie richtete ihre Wohnung nach ihrem Geschmack ein – und stellte fest, daß die Wohnung sich sehr veränderte. Das Gefühl der Befreiung dauerte nicht lange. Bald fühlte sie sich einsam, bekam das Gefühl, versagt zu haben, nicht fähig zu sein, einen Mann zu „halten"; sie fand dann, er sei doch ein guter Mann gewesen, ein fürsorglicher. –

Zuvor hatten wir herausgearbeitet, daß sie ihn als überfürsorglich erlebte und deshalb auch immer das Gefühl hatte, ihre Selbständigkeit nicht entwickeln zu können, ihren Drang nach dem eigenen Leben unterdrücken zu müssen. Dann wiederum packte sie eine Wut: Er hatte sie mit seiner Fürsorglichkeit auch festgebunden, hatte sie auch in eine Mutterrolle gedrängt, indem er von ihr eine Fürsorglichkeit erwartete, wie er sie halt mit der Hausfrauenrolle verband.

Auch der Mann fühlte sich zunächst befreit. Er war froh, daß endlich ein Entschluß getroffen war. Dann war es ihm aber sehr schwer, jemand zu sein, der im Prozeß der „Scheidung" lebt. „Ich kann diese Pleite kaum zugeben." Er fand es unbefriedigend, für niemanden da zu sein, nicht gebraucht zu werden, und war froh darüber, daß die Söhne zunehmend Schwierigkeiten machten.

Wenn sie sich trafen, machte er ihr Vorwürfe: „Wärest du geduldiger gewesen, hättest du noch etwas zugewartet, dann ..." Oder aber: „Wenn du eine richtige Frau wärest, dann ..." Er selbst fühlte sich nicht schuldig, er hatte doch alles immer getan, um diese Ehe zu schützen. Sie fühlte sich schuldig und auch in ihrer Schuld vom Mann allein gelassen.

Nachdem der Entschluß gefaßt worden war – nach längerer Klärung, die äußere Trennung stattfand, kam zunächst für beide Partner eine kurze Phase des Sich-Befreitfühlens. Diese Phase mündete in die Phase der chaotischen Emotionen: Reue, Wut, Scham, das Problem der Schuld und der Schuldgefühle tauchten auf. Die Frau sollte allein die Schuldige sein. Tatsächlich sind alle Impulse zu mehr Distanz in der Beziehung, zu mehr Selbständigkeit von ihr ausgegangen: sie hatte psychosomatische Beschwerden, sie wünschte die Trennung, in der Imagination phantasierte sie Trennung und dann gab ihr Traum Anstoß zur Trennung. Und wie häufig zu beobachten ist, wird eben der Partner zum Schuldigen, der eine notwendige Veränderung anreißt, der, der einen faulen Frieden stört, eben der aggressivere.

Als die Schuldthematik aktuell wurde, entschlossen sich die beiden, wieder gemeinsam in die Therapie zu kommen. Sie schoben einander die Schuldgefühle zu, versuchten, auseinander Sündenböcke zu machen; ihr ging es darum, daß er auch schuld war, ihm, daß nur sie schuld war.

Ich versuchte ihnen zu zeigen, daß sie mit dem gegenseitigen sich Zuschieben der Schuldgefühle versuchten, ihre berechtigte Trauer zu vermeiden, die Trauer über den Verlust dieser Beziehung, und damit auch über den Verlust von vielen liebgewonnenen Gewohnheiten, aber auch die Trauer darüber, daß die Liebe nicht ausgereicht hat, und zwar die Liebe von beiden. Beide waren enttäuscht, auch von sich. Sie hatten sich als Verliebte sehr nahe gefühlt, und der Mann hatte sich geschworen, seine Frau immer zu schützen, so daß sie nie unglücklich sein sollte. Und sie wollte ihn nie alleinlassen, weil sie wußte, wie sehr er darunter litt. Beide waren traurig, daß sie ihre Ideale nicht in gelebtes Leben umsetzen konnten, ja daß gerade diese Ideale den Keim zu der jetzigen Situation in sich trugen, vor allem die Unfähigkeit der beiden, diese Ideale zu opfern, neue Ideale werden zu lassen, Beziehung abschiedlich und bezogen zu leben.

Die Schuld, spürten dann endlich beide, lag darin, daß keines zu den schlechten Gefühlen gestanden war, die sie hatten, daß es ihnen wichtiger war, ihre Ideale zu behalten, als sich miteinander auf die mit dem Leben sich verändernden Bedürfnisse abzustimmen. Die Schuld lag darin, daß sie den Auseinandersetzungen aus dem Weg gegangen waren. Und diese Schuld konnte nicht einander zugeschoben werden, sie war zu akzeptieren, als Schuld an der Beziehung.

Das Arbeiten an den Schuldgefühlen gehört zu jedem Trauerprozeß; Schuldgefühle sind aber in Trauerprozessen bei Trennungen meistens sehr ausgeprägt, um so mehr, je weniger sorgfältig der Entschluß getroffen wurde. Die gegenseitige Schuldzuschreibung als Vermeidung des Verarbeitens des Trennungsprozesses, als Vermeidung des Trauerns zu sehen, und das Suchen der existentiellen Schuld und das Erlebnis, daß diese zu tragen ein wesentlicher Aspekt unserer Autonomie ist, kann dazu führen, daß der Ablöseprozeß weiterschreiten kann.

Das Arbeiten an den Schuldgefühlen hatte das Paar einander wieder sehr viel näher gebracht. Nachdem der Mann auch seine Schuld sehen konnte, war die Frau entlastet und ihm gegenüber viel freundlicher. Das ist günstig für die nächste Phase der Trauerarbeit, in der es vor allem darum geht, herauszufinden, was das gemeinsame Leben bedeutet hat und was der Partner in einem geweckt, was er aus einem herausgeliebt hat und was ja nicht verloren geht, wenn man sich vom Partner trennt. Diese Phase ist bei Trennung durch Entschluß sehr viel schwieriger zu bewältigen als bei Trennung durch den Tod: Sind die Probleme der Beziehung noch zu wenig aufgearbeitet, will man gar nicht sehen, was der Partner alles in einem belebt hat. Sieht man aber, daß der Partner doch vieles in einem geweckt hat, beginnt man ihn zu idealisieren, was man bei einem Verstorbenen – für eine Zeit wenigstens – gut machen kann; dann sieht man ja nicht mehr ein, weshalb man sich von einem so idealen Partner trennen soll. Der Trennungsprozeß fällt in sich selbst zusammen, und alle bis jetzt durchgestandenen Mühen sind vergeblich. Entwertet man aber den Partner, dann entwertet man eine Zeitspanne seines Lebens, entwertet sich selbst damit noch mehr, als man es üblicherweise schon immer tut, wenn etwas, das doch so fraglos gelingen sollte wie eine Partnerschaft, nicht gelingt. Es ist sehr schwer, die Schwierigkeiten und die Unverträglichkeiten, die Kränkungen wahrzunehmen und doch auch herauszufinden, was der Partner in einem geweckt hat und welche Werte in dem gewachsenen Leben stecken – zudem aus der Distanz des sich Trennenden, der auch unter der Einsamkeit leidet.

Die beiden versuchten, herauszufinden, was sie in der Beziehung erlebt hatten und was ihnen jetzt fehlte. Die Frau sagte, der Mann habe sie viel sicherer gemacht in der Bewältigung der alltäglichen Dinge, ihm zuliebe habe sie auch mehr auf sich aufgepaßt. So ein wenig Liebesfähigkeit habe er entbinden können, aber eigentlich habe er sie nie verstanden. Der Mann betonte, daß seine Frau und seine Familie ihm das Gefühl gegeben hatten, der wichtigste Mensch für sie zu sein, ein Mensch zu sein, den man braucht und brauchen kann. Beide sagten übereinstimmend, sie hätten schöne Dinge miteinander unternehmen können, sie hätten einander auch immer etwas zeigen können, was sie dann beschwingt habe. Ihre Söhne machten ihnen beiden viel Freude.

Beide fanden es mühsam, auf neue Menschen zuzugehen, da müsse man soviel Neues lernen.

Statt in sich zu spüren, was durch die Beziehung in ihnen selbst gewachsen war und was ihnen auch – trotz der Trennung – blieb, fand von beiden her eine Wiederannäherung statt, von ihm stärker als von ihr. „Wenn doch so viel vorhanden ist, genügt es dann nicht doch für eine Beziehung?" Dazu kam, daß beide drunter litten, keine Partner für ihre erotisch-sexuellen Bedürfnisse zu finden und beide fanden sie, eigentlich hätten sie sich doch körperlich ganz gut gemocht, sicher, es hätte besser sein können, aber ...

Es gehört zu jeder Trennungsphase – das ist vor allem nachgewiesen an der Trennung des Kleinkindes von seiner Mutter –, daß einer Phase der Freude über die Selbständigkeit, in der das Kind sich omnipotent fühlt, diese Omnipotenzgefühle erschüttert werden durch Erlebnisse, die das Kind hilflos machen; dann erfolgt eine Wiederannäherung an die Mutter. Dieser Rhythmus läßt sich in allen Trennungen beobachten: Einer Phase des Getrenntseins, verbunden mit Gefühlen der Selbständigkeit und des Wohlbefindens, folgt eine Phase, in der die Selbstsicherheit erschüttert wird, und dann erfolgt eine Wiederannäherung. Dieses Paar erlebte, daß vieles, was sie miteinander gelebt hatten, gar nicht so leicht in neuen Beziehungen zu finden ist, und sie näherten sich einander wieder an, begünstigt durch meinen Versuch, ihnen das Wesentliche an ihrer Beziehung zu zeigen, um sie voneinander abzulösen.

Ich rief ihnen ihre Imaginationen ins Gedächtnis, ihre Enttäuschungen. Ich wollte sie dazu bringen, ihre ganze Realität – oder das, was ich dafür hielt – zu sehen. Sie einigten sich darauf, daß es mir darum ginge, sie wirklich auseinanderzubringen, jetzt, wo sie sich doch entschlossen hätten, wieder zusammenzuleben. Den Zweifel an ihrem neuen Entschluß, die aggressiven Gefühle, die Gefühle, die für Trennung sprachen, delegierten sie mir, und so konnten sie sich ungestört einander nähern. Sie entschlossen sich, fünf Wochen miteinander mit den Söhnen in die Ferien zu gehen – ursprünglich waren zwei vorgesehen –, aber sie wollten es mir schon zeigen.

Auch bei diesem Paar folgte der Wiederannäherung die Wiederannäherungskrise; die Krise, in der Impulse der Nähe und des Zusammenbleibens mit Impulsen, die zur Trennung drängten, sich streiten.

Die Familie ging in die Ferien, die alten Muster wiederholten sich, und nach zwei Wochen reiste die Mutter mit dem jüngeren Sohn nach Westen, der Vater mit dem älteren Sohn nach Osten ... Nach den Ferien waren die beiden bereit, an ihren Beziehungsmustern zu arbeiten, aber auch zu versuchen, das, was der Partner in ihnen geweckt hatte, als eigenständige Lebensmöglichkeit zu leben: die Frau versuchte, mütterlich zu sein, versuchte, ihre trotzige Selbständigkeit und ihre Neigung, sich als kleines Kind führen und verwöhnen zu lassen, zu sehen und damit umzugehen, sie übernahm die Verantwortung für das kleine Kind in sich.

Er wurde sich klar darüber, daß für ihn eine eigenständige Partnerin unattraktiv war, er mußte schützen und pflegen können. Er sah aber auch, daß er aus Angst vor der Trennung leicht in Versuchung war, große Trennungen herbeizuführen, ohne sich wirklich zu trennen, und daß er eigentlich von sich verlangte, daß er ohne Emotionen diese Trennungen durchstehe. Wir versuchten herauszufinden, was er denn in sich so mütterlich schützen könnte, und einigten uns auf einen leicht enttäuschbaren Knaben, der in seiner Enttäuschung einfach alles wegwerfen möchte, und der damit natürlich auch die Umwelt erschreckt.

Sie konnten sich auch gegenseitig eingestehen, daß ihre Beziehung eine Zeitlang wirklich das gewesen war, was jeder brachte, daß sie aber die Zeichen der Veränderung nicht richtig gedeutet hätten. Trotz dem Gefühl, versagt zu haben, hatten beide auch das Gefühl, füreinander sehr wichtig gewesen zu sein und auch etwas in der Beziehung erhalten zu haben.

In einer nächsten Phase wendeten sich beide anderen Partnern zu: der Mann lernte eine behinderte Frau kennen, die er bald darauf heiratete. Die Frau hat eine etwas distante Beziehung zu einem Freund. Die beiden untereinander haben eine freundliche Beziehung.

Zusammenfassend lassen sich die wesentlichen Aspekte des

Trauerprozesses bei Trennungen durch Entschluß also zusammentragen:

Der Trennung geht meistens ein schwieriger, längerer Entscheidungsprozeß voraus. Innerhalb dieses Entscheidungsprozesses sind Bewegungen der Trennung und darauffolgende Bewegungen der Wiederannäherung zu sehen, die immer wieder rhythmisch auftreten. Diese Bewegungen entsprechen dem Wunsch nach Trennung und der Angst vor der Zeit des Alleinseins. Diese Bewegungen sind in allen Beziehungen zu beobachten, bei Problempaaren erfolgen die Umschläge in sehr kurzen Intervallen.

Wie bei jedem Trauerprozeß folgt dem Entschluß eine Phase der Äußerung chaotischer Emotionen, mit Angst, Wut, Trauer, Rache- und Schuldgefühlen. Diese können benutzt werden, um die Trauer über die zerbrochene Beziehung und die damit verknüpfte existentielle Schuld nicht sehen zu müssen. Die meist fehlenden Gefühle der Liebe geben das Gefühl, an der Liebe und an der Beziehung versagt zu haben. Stärker als bei der Trauer um einen Verstorbenen wird das Selbstgefühl des einzelnen strapaziert, besonders auch deshalb, weil wir so wenig akzeptieren, daß Leben Gewinnen und Verlieren, Glücken und Scheitern kennt und niemals ein Prozeß des kontinuierlichen Glückens sein kann.

Die Auseinandersetzung mit den Schuldgefühlen, das Erkennen, daß die existentiellen Schuldgefühle – wie auch in anderen Situationen des Lebens – ausgehalten werden müssen, und dieses Aushalten nicht masochistisches Leiden, sondern verantwortliches Aufsichnehmen der menschlichen Verfassung (conditio humana) ist, das Aussondern der Schuldgefühle, die nicht wirklich existentiell sind, sondern dadurch aufgepfropft, daß man meint zu wissen, wie Leben gelebt werden muß, also Vorurteilen und Meinungen entsprechen, und das Zulassen der Gefühle der Verlassenheit, führen in eine nächste Phase der Trauer, in der man versucht, für sich herauszufinden, was in der Beziehung gewachsen ist und was der Partner in uns geweckt hat.

Diese Phase ist dann sehr schwierig zu bestehen, wenn jemand verlassen worden ist und die Gefühle der Rache nicht geopfert werden können. Diese Menschen opfern dann auch das, was ich die Substanz der Beziehung nenne, entwerten damit eine Zeit ihres Lebens und damit sich selbst und blockieren sich dadurch. Es ist sicher eine der schwierigsten Trennungssituationen, wenn man verlassen wird, ohne daß der Partner stirbt, keinen Grund dafür sieht und sich einfach betrogen vorkommt. Das Einwilligen in den notwendigen Trauerprozeß kann nur geschehen, wenn wir uns klarmachen, daß bei einer Trennung immer beide Partner beteiligt sind, immer schon der Rhythmus von Halten und Lassen, von Veränderung innerhalb der Beziehung, gestört ist.

In der Phase, in der man die Substanz der zerbrochenen Beziehung sucht, findet wiederum eine Annäherung der Partner statt. Das zeigt eine weitere Schwierigkeit bei der Trauerarbeit bei einer Trennung: Bei Trauerarbeit bei Verlust durch den Tod sind wir sicher, daß der Verstorbene nicht mehr zurückkehren wird. Bei der Trennung von einem Menschen, der lebt, besteht immer die leise Hoffnung, daß er zurückkommen könnte; die neue Lebenssituation wird nicht so radikal gesucht wie bei einer Trennung durch den Tod. Dadurch hält man sich aber leicht im Trennungsprozeß, ohne sich wirklich zu trennen, und ohne den Neuansatz, der auch zu einer Trennung gehört, wahrnehmen zu können.

Wenn die Trauerarbeit bei einer Trennung von beiden Partnern durchgestanden werden kann und irgendwann auch der Schmerz geopfert wird, finden sich beide meistens auf einer neuen Beziehungsebene: Die beiden bleiben immer auch noch reale Partner, werden miteinander gewisse Dinge beschließen, etwa, wenn Kinder vorhanden sind.

Daß diese Ebene so oft nicht erreicht wird, hängt damit zusammen, daß Trennungen kaum verarbeitet werden, daß uns der Sinn für die Wichtigkeit dieses Trauerprozesses weitgehend fehlt – und daß er auch sehr mühsam und schmerzhaft ist.

Viele Menschen werden erst dann überhaupt beziehungsfähig, wenn sie einen schmerzhaften Trennungsprozeß durchgemacht haben. Unter „beziehungsfähig" meine ich jetzt vereinfachend, daß sie so in einer Beziehung stehen können, daß sie miteinander sein können, aber auch allein, daß Nähe und Distanz von beiden gelebt werden dürfen, ohne daß der Partner etwa verlorengeht oder bestraft werden muß, wenn er eigenständiger handelt, ohne aber auch, daß der Eigenständige seine Eigenständigkeit sich trotzig abringen muß und den Partner dabei aus den Augen verliert und daß ein Auseinandersetzungsprozeß zwischen beiden stattfinden kann, daß sie gleichzeitig miteinander leben und gegeneinander leben können.

Durch die Verarbeitung einer großen Trennung werden viele Menschen überhaupt erst einmal „abgelöste" Menschen, eigenständige Menschen, lernen auch immer wieder, sich zu trennen im Sinne der alltäglichen Trennungen.

Ich habe bei meinem Beispiel künstlich nur die aktuelle Trennungssituation beleuchtet. Das Leben besteht aber aus Trennungen und Wiederannäherungen, Trennungen und Verbindungen, und sehr oft – wie auch bei unserem Paar – sind wir in neuen Bindungen, ohne hinreichend von alten Bindungen – hier Mutterbindungen – abgelöst zu sein. In einer existentiell bedeutsamen Trennung nehmen wir meistens Trennungen mit, die wir noch nicht durchgestanden haben in unserem Leben, erfahren dabei, daß wir als Abgelöste nicht ganz verlassen und zerfallen sind, sondern daß uns gerade diese Möglichkeit der Ablösung das Gefühl gibt, in uns selbst zu stehen, auf unseren eigenen Füßen stehen zu können.

Außerdem lernen wir, daß Verlust nicht umbringt, daß er zwar äußerst schmerzhaft ist, aber daß er auch zu Auseinandersetzung und Wandlung zwingt. Ein Trauerprozeß bei einer Trennung läßt uns, wenn er durchgestanden ist, eigenständiger zurück, zeigt uns etwas über unser Beziehungsverhalten, über unsere Beziehungswünsche und darüber, was uns unabdingbar wichtig ist an einer Beziehung.

Menschenleben muß abschiedlich gelebt werden –
Menschenleben darf abschiedlich gelebt werden.

Nicht die Trennungen, die einen Schlußpunkt hinter eine Beziehung setzen, sind die wichtigsten, sondern die Trennungen, die sich innerhalb einer Beziehung dadurch ergeben, daß Beziehungswünsche sich verändern, daß jeder Partner, im Zusammenhang mit seiner eigenen Entwicklung, neue Aspekte in die Beziehung hineinbringen möchte – Zwang zur Wandlung, Hoffnung und Veränderung –, je nachdem, wie wir es sehen wollen.

So wichtig es ist, sich zu einer Beziehung zu entschließen, so wichtig ist es auch zu wissen, daß Beziehungen sich immer wandeln, wenn wir sie wandeln lassen. Wenn wir sie nicht wandeln lassen, dann werden sie unlebendig.

Trauerprozesse sind die emotionellen Prozesse, die die Wandlung begleiten, sie stehen im Dienste des Lebendigseins.

Aber nicht nur bei Trennungen von Menschen, auch bei Trennungen von einer Lebenssiutaion, etwa Verlust der Arbeit, Wechsel eines Wohnortes etc. muß getrauert werden. Allgemein: Wenn eine Bindung aufgelöst wird, eine Verwurzelung, müssen wir durch einen Trauerprozeß soviele von unseren Wurzeln als möglich in uns hineinnehmen, um uns an einen andern Ort wieder neu verwurzeln zu können. Die Wurzeln, die wir nicht hereinnehmen können, müssen wir kappen. Wir Menschen können das.

Trauerprozesse bei all diesen Trennungen haben eine ähnliche Dynamik, wie ich sie aufgezeigt habe, – sie unterscheiden sich in Dauer und Intensität, je nachdem, wie sehr wir uns gebunden haben.

Letztlich hat unsere Fähigkeit, zu trauern und damit abschiedlich und zugleich bezogen existieren zu können, einen direkten Einfluß auf unsere Fähigkeit, uns auf das Leben einzualssen: Wir können uns einlassen, wenn wir wissen, daß die Trennungen uns nicht umbringen. Einlassen aufs Leben bedeutet aber wohl auch, sich am Leben zu freuen – trotz der Abschiede.

II

VOM UMGANG MIT DER TRENNUNGSANGST

Wir fürchten Trennungen, wir fürchten das Alleinsein, wir fürchten die Verletzungen, die das Verlassen mit sich bringt, und wir fürchten die Kränkungen des Verlassenwerdens. Wenn wir notwendige, kleinere Trennungen innerhalb unserer Beziehungen einleiten, befürchten wir, daß wir mit größeren Trennungsschritten bestraft werden könnten. Ohne Trennungsschritte, ohne Handlungen der Abgrenzung kann menschliches Zusammenleben auf die Dauer nicht gelingen. Menschen verändern sich, Beziehungen verändern sich, und tun sie es nicht, dann sind Beziehungen nicht lebendig und in Gefahr zu zerbrechen. Schritte der Abgrenzung in nahen Beziehungen und damit der Selbstbesinnung sind notwendig, um den Ansprüchen des Lebens an uns selbst und den Ansprüchen der Beziehung gleichermaßen gerecht zu werden. Aber auch kleinere Trennungsschritte können von Partnerinnen und Partnern als Bedrohung erlebt werden und Angst auslösen. Wir haben Angst vor Trennungsschritten, Trennungsschritte von anderen Menschen machen uns Angst, und das bewirkt, daß oft kleine, notwendige Trennungsschritte nicht vollzogen werden – und plötzlich steht als Spätfolge der Vermeidungsstrategie eine große Trennung an. Es geht also darum, die Angst vor Trennungen wahrzunehmen und zu lernen, Mut auch zu dieser Angst zu entwickeln. Es geht darum, im Annehmen dieser Angst zu lernen, sich auf sich selbst zurückzubesinnen und verantwortungsbewußt mit den Anforderungen des eigenen Lebens an uns, aber auch mit den Anforderungen der Beziehung, umzugehen. Die mit den Trennungen verbundenen verhältnismäßig rasch zu durchlebenden Trauerprozesse können als Vorübung gesehen werden auf die langwierigen, uns in der Tiefe der Existenz treffenden Trauerprozesse, die niemandem erspart bleiben.

Die Angst vor der Wandlung

Ein Mann, der seine Frau durch Unfalltod verloren hat, beschreibt seine seelische Situation:

„Mein Leben verlief in einigermaßen geordneten Bahnen, die Kinder sind erwachsen, mit meiner Frau hatte ich übliche Probleme. Schwierigkeiten, die auftauchten, konnten gelöst werden. Und dann kam dieser Unfall, und sie ist einfach weg, tot. Ich fühlte mich wie zerrissen, ich vermisse meine Frau, ich weiß gar nicht mehr, was ich soll. Alles, was bisher gegolten hat, gilt nicht mehr. Ich habe mich so gut gefühlt, einfach wohl – und jetzt bin ich zerschlagen, mutlos, müde, hoffnungslos. Ich habe das Gefühl, innerlich auszubluten. Ich bin ganz auf mich zurückgeworfen. Ich habe Angst, daß ich mein Leben nicht mehr bewältigen kann, ich habe keinen Boden mehr unter den Füßen ..."

Was dieser 52jährige Mann hier angesichts der radikalen Trennung durch den Tod eines nahestehenden, geliebten Menschen äußert, wird immer wieder in ähnlicher Weise von Menschen beschrieben, die eine abrupte Trennung durchleben.

Mit Menschen, mit denen wir zusammen leben, verwachsen wir, mit ihnen zusammen wachsen wir aber auch. Es gibt ein gemeinsames Leben, ob wir nun gut miteinander leben oder weniger gut. Verlieren wir einen Menschen, mit dem wir „verwachsen" sind, dann wird getrennt, was sehr zusammengewachsen ist, da wird weiteres zusammen Wachsen nicht mehr möglich, dieser Prozeß ist abgebrochen, abgeschlossen. In dieser Situation des Verlusts fühlen wir uns wie zerrissen, wie dieser Mann sagt, sind auf uns selbst zurückgeworfen, ohne daß wir Boden unter den Füßen hätten, ohne daß wir zunächst den Wunsch haben, auf den eigenen Beinen zu stehen. Ohne Mut zur Angst. Dieser Mann hat nicht nur seine Frau, er hat zunächst auch sich selbst verloren. Er ist in seinem Selbstsein zutiefst verunsichert, nicht etwa weil er schon immer ein in seiner Identität verunsicherter Mensch gewesen wäre, sondern weil der Verlust eines Menschen, mit dem wir zusammengewachsen sind, es immer notwendig macht, daß wir uns auf uns selbst besinnen müssen, als Getrennte, als Zerrissene.

Um dieses Gefühl der Zerrissenheit, der Unsicherheit, der Angst, der möglichen Bodenlosigkeit nicht erleben zu müssen, um nicht erleben zu müssen, daß wir uns dieser Angst stellen und uns behutsam und unter großen Mühen und Schmerzen ablösen müssen vom Menschen, den wir verloren haben, vermeiden wir Trennungen, wo immer wir können. Wenn sie sich nicht vermeiden lassen, dann müssen wir uns trauernd ablösen, indem wir uns noch einmal an den verlorenen Menschen erinnern und uns auch an uns selbst erinnern in der Beziehung zu ihm/zu ihr, herausfinden, was durch die Beziehung zu diesem Menschen in uns belebt worden ist, was ja nicht stirbt mit dem Menschen, der von uns gegangen ist. Diese gute, lebendige Erinnerung, die uns das Wesentliche der verlorenen Beziehung zum Bewußtsein bringt, ist immer auch mit dem Gefühl des Verlusts gekoppelt, steht gegen dieses Gefühl des Verlusts: Dieser Ablöseprozeß, der gleichzeitig ein Selbstwerdeprozeß ist, ist äußerst schmerzhaft.

Wenn wir uns ängstigen vor Trennung, dann um das Erleben des Zerrissenseins zu vermeiden und die dadurch notwendig gewordene Trauerarbeit. Natürlich werden viele Trennungen niemals so radikal erlebt wie die Trennung durch den Tod; dennoch ist es dieses Gefühl des möglichen absoluten Verlorenseins, das uns so ängstigt, ist es das Bild des radikalen Verlusts, das bewußt oder unbewußt hinter unserer Angst vor Trennung steht. Die Angst vor Trennung führt uns zu verschiedenen Vermeidungsstrategien: Wenn andere Menschen sich trennen, wehren wir unsere Beunruhigung ab, indem wir ihre Scheidung als Scheitern abtun, ihnen Vorwürfe machen und es ihnen nicht zugestehen, daß sie trauern. Sie sind schuld, sind Sündenböcke. Menschen, die einen nahen Menschen durch Tod verloren haben, kann man nicht schuldig sprechen, aber auch sie werden oft gemieden – diese radikale Trennungssituation mit ihrer Not wollen wir gern übersehen.

Oft aber auch halten wir uns für besonders treu, halten an einer Beziehung mit einer Ausschließlichkeit fest, die eigentlich nach außen imponiert. Sieht man aber hinter die Fassade, ist man erstaunt über die destruktive Aggressivität, die diese Beziehung vergiftet, über die heimlichen Sticheleien, über die Bestrafungen durch Liebensentzug. Und obwohl da jede äußere Trennung vermieden wird, finden innerlich auf ungute Weise Trennungsprozesse statt.

Oder es werden etwa Beziehungen in Familie idealisiert. Da wird festgestellt, daß diese Familie wirklich zusammenhält, da werden auch notwendige Ablöseschritte nicht gewagt, aber heimlich, unheimlich entwerten sich alle Beteiligten. Im Entwerten drückt sich eine Trennung aus, die aber nicht zum Erwerb von neuem Leben genutzt werden kann. Anstelle des subtilen Entwertens kann auch ständiges Streiten stehen; wir trennen uns innerlich im Streit und bleiben doch – manchmal handgreiflich – ineinander verkrallt. Das Problem von Nähe und Distanz, von Beziehung und Trennung scheint hier gelöst zu sein. Man bleibt, auch als Getrennte, in hautnaher Beziehung, auch wenn wir aus Angst vor Trennung die Trennung vermeiden wollen, sie findet doch statt. Die Frage ist nur, ob sie unseren Beziehungen förderlich ist oder hinderlich.

Betrachten wir die Lebensgeschichte eines Menschen, dann fällt auf, daß jeder Mensch sich immer wieder in gewissen Situationen von Menschen, Ideen usw. trennt und sich dann auf einer neuen Ebene wieder neu entweder an die gleichen Menschen oder an neue Menschen, an neue Ideen bindet.

Nehmen wir als Beispiel einen jungen Erwachsenen, der sich von den Eltern ablöst, sich trennt, sich oft auf sich selbst zurückzieht, feindselig vielleicht sogar wirkt, er selber zu werden versucht, und dann wieder, mehr auf gleicher Ebene mit den Eltern, neu wieder zu ihnen in eine Beziehung tritt.

Dieses Verwachsen mit anderen Menschen, Mit-ihnen-Wachsen – Sich-Trennen und dabei Sich-auf-sich-selbst-Besinnen – und dann Neu-wieder-in-Kontakt-Treten ist eine Bewegung, die wir aus jeder Entwicklung kennen. Wir werden dabei autonomer, mehr wir selbst, lassen uns aber auch immer wieder auf neue Bindungen ein. Dieser Rhythmus des Lebens kann uns nun aber Schwierigkeiten bereiten oder von unseren Beziehungspersonen schwer zu ertragen sein, wenn wir nicht gelernt haben, uns zu trennen und uns neu zu binden. Zum Beispiel dann, wenn bei den vielen kleineren Trennungen im Laufe der Entwicklung des Kindes Eltern vorwurfsvoll reagiert haben, wenn Kinder, stolz auf die ersten eigenen Schritte, sich noch einmal zurück zur Mutter begeben haben und sich gerade durch diesen Schritt versichern wollen, daß Trennung auch sein darf, daß man nicht die Liebe verliert, wenn man sich trennt. Wenn Eltern altersgemäße Trennungen nicht als Ausdruck der Entwicklung, sondern als bösartiges Verlassen gedeutet haben, dann kann das Kind nicht die Freude über die neue Selbständigkeit erleben, sondern es erlebt die Schuldgefühle, die mit jeder Trennung auch verbunden sind. Vor allem wird dadurch aber die Bindung auf einer neuen Ebene erschwert. Angst vor Bindung und Angst vor Trennung gehören zusammen. Vor allem wird dadurch das Erlebnis verhindert, daß wir Menschen sind, die sich zwar unter Schmerzen immer wieder trennen, sich aber auch immer wieder neu binden können. Zusätzlich erschwert wird unsere Möglichkeit des Sich-Trennens dann, wenn Trennungen als Strafe eingesetzt werden, wenn Eltern Kinder so strafen, indem sie einfach weggehen.

In allen Beziehungen, die wir erleben, wechseln Phasen der Trennung, in denen wir mehr auf uns selbst bezogen sind, mit Phasen der Bindung, in denen wir mehr mit dem Partner/der Partnerin verwachsen. Dieser Rhythmus entspricht der Notwendigkeit des Sich-selbst-sein-Müssens und Auch-in-Beziehung-stehen-Wollens und -Müssens. Unsere Angst vor Trennung wird oft schon hier erlebt, bei den kleinen, alltäglichen Trennungen, gar nicht erst bei großen Trennungen, die auch zu einer Scheidung führen können.

Eine Frau, 38, erzählt, daß sie von ihrem Mann geschlagen wird, daß er auch die Kinder schlägt, daß sie das alles nicht mehr aushält. Auf den Vorschlag eines Beraters, vorübergehend ins Frauenhaus zu ziehen, reagiert sie mit allen Zeichen des Erschrekkens, der Angst. Eine Trennung will sie auf gar keinen Fall, lieber sterben. Es stellt sich im Gespräch heraus, daß sie nie wagt, anderer Ansicht als ihr Mann zu sein, daß sie ihm nie ein Nein entgegengestellt, zumindest nicht verbal, wohl aber in ihren Handlungen, weil sie Angst davor hat, daß er sie verlassen könnte. Auch er formuliert kein Nein – er schlägt.

Angst ist nicht nur das Zeichen, daß wir jetzt in eine Lebenssituation geraten sind, in der wir von einer Gefahr ergriffen sind, in der wir uns prüfen müssen, ob wir der Situation auch gewachsen sind; Angst ist auch immer der Anruf, etwas zu wagen, was uns gefährlich erscheint, hier die Trennung. Fliehen wir zu lange vor einer Angst zurück in einen scheinbar geborgenen Raum, dann wird unsere Hilflosigkeit immer größer, der Geborgenheit versprechende Raum oder die Geborgenheit versprechende Beziehung zu einem Kerker, weil wir nicht mehr aus ihr heraus können. Diese einengenden Tendenzen werden dann gerne dem Partner zugeschrieben, der sie vielleicht auch hat, weil er ein ähnliches Lebensproblem hat; sehr oft aber haben sie primär nicht mit dem Partner zu tun, sondern mit der Angstbarriere, die man sich selber aufgebaut hat.

Dieses Nicht-nein-sagen-Können, dieses Sich-nicht-Abgrenzen durch eigene Wünsche, eigene Bedürfnisse, deren Erfüllung durchaus wieder die Beziehungen bereichern könnte, haben letztlich mit unserer Trennungsangst zu tun, mit der Angst, uns zu verlieren, wenn der andere Mensch nicht einig ist mit uns selbst. Diese Form der Trennungsangst erleben wir natürlich nicht nur in engen persönlichen Beziehungen, diese Form der Trennungsangst durchzieht auch unser gesamtes Arbeitsleben.

Gerade diese nicht wahrgenommenen Trennungsangebote bewirken aber sehr oft, daß plötzlich eine letzte große Trennung stattfindet. Wir wagen es nicht, uns zu uns selbst zu bekennen, unser Anliegen selbst auch entschieden aggressiv – nicht destruktiv – zu verteidigen, zu unserem Selbstsein zu stehen, und dann erfolgt oft eine destruktive Trennung. Sogar dieses Sich-um-jeden-Preis-nicht-trennen-Wollen hat oft bereits eine destruktive Komponente, bedenken wir, wie, um dieses Ziel zu erreichen, Paare sich z. B. gegenseitig kontrollieren, geradezu einen Kontrollzwang ausüben: Da werde nicht nur Wege kontrolliert, sondern auch Gedanken, Phantasien, Träume – alles im Dienste des bloß einander nicht Verlassen-Müssens.

Die Aggression hat die Funktion, Wünsche, Absichten, Emotionen an einen anderen Menschen heranzutragen, mit der Absicht, zu verändern. Sie setzt voraus, daß wir einen eigenen Wunsch überhaupt haben, setzt also eine gewisse Abgrenzung voraus, schafft aber auch Abgrenzung, besonders dort, wo unser Drang, unser Wunsch, unsere Absicht mit den Absichten der anderen kollidieren. Dort wird die Abgrenzung sehr spürbar, wird die Trennung spürbar. Um diese Trennung und die damit verbundene Angst nicht erleben zu müssen, formulieren wir unsere Bedürfnisse nicht. Anders ausgedrückt: Wer nicht lernt, daß seine Aggression immer wieder mit der aggressiven Selbstbehauptung anderer Menschen zusammenstößt, daß der eigene Wunsch immer auch auf ein Nein stoßen kann, der wird so viel Angst vor Trennung entwickeln, daß er eben seine Wünsche nicht mehr anzubringen wagt. Man läßt dann einander in Ruhe. Dieses Einander-in-Ruhe-Lassen, diese Gleichgültigkeit, die wir dann einander entgegenbringen, hat sehr oft zu tun mit der Angst vor Trennung. Oft ist sie noch verbunden mit Ausdrücken wie „ich liebe dich doch", ohne daß das dazugehörende Gefühl spürbar wäre. Solche Paare wundern sich, wenn man ihnen sagt, sie hätten Trennungsangst. Sie wollen allen beweisen, daß das für sie kein Thema ist. Dabei sind es gerade diese kleinen Trennungen, die Abgrenzungen, an denen wir uns immer wieder üben können, uns auch in Beziehungen als einzelne spüren können, abgegrenzt von den anderen, auch spüren können, wie schwierig dieses Erlebnis für uns ist, dieses Allein-Stehen, aber auch welche guten Gefühle der Autonomie sie uns geben. Sehr oft fürchten wir eine letzte große Trennung und nehmen deshalb die notwendigen kleinen Abgrenzungen nicht wahr, die wir so dringend brauchen, die auch eine Partnerschaft braucht, um lebendig zu bleiben.

Der Angst vor Trennung steht unser menschliches Grundbedürfnis entgegen, auch wir selbst zu sein, unser Bedürfnis nach Autonomie, die Neugier auf das Unerwartete, noch Unerkannte, der Mut zum Risiko, die Freude am Gestalten, das Gefühl der Verantwortlichkeit für uns selbst und für die Beziehung.

Es ist wesentlich, daß wir unsere Trennungsängste wahrnehmen, auch wenn sie sich etwas versteckt zeigen, es ist aber ebenso wesentlich, daß wir unsere Trennungsbedürfnisse akzeptieren. Trennungsbedürfnisse sind nicht Zeichen der Lieblosigkeit, sie stehen gerade im Dienst einer verantwortlichen Liebe. Wir müssen unsere Trennungsängste nicht nur wahrnehmen, wir müssen sie auch ausdrücken, miteinander teilen, einander mitteilen. Das schafft Nähe, Verständnis, Verbundenheit – auch wenn gerade mehr Distanz in der Beziehung angestrebt wird. Formulieren wir Trennungsängste und Trennungswünsche, dann erleben wir Trennungen nicht als Strafe, sondern als notwendige Rückzüge innerhalb von Beziehungen. Wir sollen diese Ängste nicht mit dem Anspruch äußern, daß der Partner sie uns wegnimmt, wir äußern sie, damit wir einander auch in diesen verletzlichen Seiten sehen, Bedürfnisse voneinander wahrnehmen können und uns nicht gegenseitig voreilig bestrafen, weil wir schon den ganz großen Verlust vermuten, eine Angst, die wir immer dann haben, wenn wir das Gefühl haben, daß der Partner uns nicht mehr hört oder wir uns ihm nicht mehr mitteilen können oder wollen.

Wenn immer wir uns binden, müssen wir auch damit rechnen, daß eine radikale Trennung erfolgen kann – etwa durch den Tod. Diese Trennung ist außerordentlich schmerzhaft, und dennoch bringt sie auch ein neues Selbsterleben und die Erfahrung, daß Trennungen uns nicht umbringen, aber unter großen Schmerzen uns wandeln, uns mehr uns selbst sein lassen.

Wege aus Angst und Symbiose

Symbiotische Lebensformen

Eine symbiotische Beziehung wird von Tilman Moser (1984)[1] in „Stufen der Nähe" beschrieben:

„Keiner bietet dir wie ich dieses Verschwimmen in einem großen geheimen Plan. Sie alle wollen dich erobern und vorzeigen. Ich will mit dir verschmelzen und das große Geheimnis um uns herum aufbauen. Jeder einzelne von uns ist nichts mehr, nur zusammen sind wir stark und eins ..." (S. 18).

„Wenn mich im Alleinsein die gräßliche, im Untergrund immer lauernde Leere überkommt, spüre ich, daß ich süchtig bin nach dir. Ich gebe viel Geld für Taxis aus, weil nur deine Nähe mich rettet." (S. 25).

„Briefe von zu Hause erschüttern für einige Stunden oder Tage unseren Frieden. Wir werden immer sensibler in der verdächtigen Aufhellung gegen uns gerichteter Machenschaften. Niemand scheint uns zu gönnen, daß wir uns ganz aus unserem Bündnis und aus unserer gemeinsamen Zukunft heraus verstehen."

Eine typische symbiotische Beziehung wird hier geschildert, die das Bedürfnis enthält, miteinander zu verschmelzen, dadurch miteinander stark zu sein und einander auch zu erlösen. Die Aggression wird gegen außen projiziert, gegen die Herkunftsfamilien, gegen sie grenzt man sich ab. Da eine solche Beziehung zumindest in dieser Ausschließlichkeit nicht bestehen bleiben kann, wird sie durch gegenseitige Kontrolle ängstlich gesichert:

„Aber ich will bestimmen, wann du kommst und gehst ... Es ist mir egal, ob du aus Mitleid bleibst oder aus Angst um mich oder

[1] Moser, Tilman (1984) Stufen der Nähe. Suhrkamp, Frankfurt/M.

dich oder um unseren Ruf. Ich schrecke nicht mehr davor zurück, dich zu erpressen." (S. 41).

Die Trennungsangst ist es, die die Beteiligten in der symbiotischen Beziehung festhält, auch wenn dabei letztlich Quälereien eine sinnvolle Abgrenzung ersetzen. Manches sogenanne „Streitpaar" ist eigentlich ein symbiotisches Paar. Im ewigen Streiten miteinander finden sie größtmögliche Nähe bei größtmöglicher Distanz. Grundprobleme einer symbiotischen Beziehung sind, daß jeder nicht er selber sein darf, daß also Probleme in bezug auf Individuation, auf Selbstseinmüssen auftreten, daß die Aggression, die auch für Abgrenzung sorgen würde, jeweils bald destruktiv wird. Vor allem aber darf sich eine symbiotische Beziehung nicht wandeln, – es sei denn, es fände schlagartig eine gegenseitige große Erlösung statt. Da die symbiotische Beziehung gegen die Trennungsangst gewählt wird, gibt sie Geborgenheit, Sicherheit – engt aber zunehmend ein.

Symbiose ist ursprünglich ein biologischer Begriff und meint eine enge funktionelle Beziehung zwischen zwei Organismen zu beiderseitigem Nutzen. Mahler (1972) beschreibt die Phase der „normalen" Symbiose des Säuglings, etwa vom 2. Lebensmonat an, in der der Säugling sich so verhält, wie wenn er und die Mutter „ein allmächtiges System darstellten – eine Zweiheit innerhalb einer gemeinsamen Grenze." Dieser Symbiosephase des Säuglings folgt die Loslösephase, innerhalb derer wieder eine Annäherung an die Mutter erfolgt, und zwar aus der Trennungsangst heraus. Loslösung meint bei Mahler das Auftauchen aus der Verschmelzung – ausgedrückt durch das Gefühl des Getrenntseins von der Mutter. Individuation meint, daß das Kind individuelle Merkmale angenommen hat und sie auch im Alltagsverhalten zeigt.

Die Entwicklung des Kindes aus der Symbiose heraus muß aber noch anders gesehen werden: Hier bahnt sich eine Entwicklung an, die aus einem ganzheitlichen Erleben, in dem es noch kaum die Polarität zwischen dem Bewußtsein und dem Unbewußten gibt, heraus- und in ein Leben hineinführt, in dem diese Trennung wichtig wird, Anlaß zu dauerndem Konflikt, aber auch zu dauernder Auseinandersetzung und damit verbundener Entfaltung. Die Sehnsucht nach der Symbiose drückt immer auch Sehnsucht nach diesem naturhaften Ununterschiedensein aus. Wir müßten also, wenn wir den Beziehungsaspekt von Symbiose und Individuation beachten, immer auch diese Polarisierung von Unbewußtem und Bewußtsein mitbedenken. Auch wenn in den Ergebnissen der modernen Säuglingsforschung[2] die Symbiose, wie sie von Mahler beschrieben wird, nicht beobachtbar ist oder allenfalls erst zu einem späteren Zeitpunkt, bleibt das Thema von Symbiose und Individuation ein Thema, das Menschen in ihrer Entwicklung und in ihrem Zusammenleben immer wieder beschäftigt, und das zu Auseinandersetzungen Anlaß gibt.

Die Symbiose zwischen Mutter und Kind ist natürlich niemals mit einem Schlag bendet, sie setzt sich durch die Kindheit hindurch fort, wird auf die ganze Familie ausgeweitet und gerät immer mehr in ein Spannungsfeld zwischen symbiotischen Bedürfnissen und Bedürfnissen der Autonomie. Das Bedürfnis nach symbiotischer Verbundenheit kann sich im Lauf der Entwicklung nicht nur auf die Familie, sondern auch auf bestimmte Gruppierungen von Menschen, denen man sich ideell nahe fühlt, erstrekken: auf religiöse Gemeinsachaften, auf die Heimat usw. – vor allem aber richtet es sich auf Lebenspartner. Das heißt nun aber nicht, daß diese Beziehungen, in denen wir alle stehen, und die für unser Überleben sehr wesentlich sind, notwendigerweise symbiotisch sein müssen, sie können aber symbiotisch sein und führen dann zu sehr großer Loyalität im Innern der Beziehung, verbunden mit Kritiklosigkeit, und zu Aggression und Aggressionserwartung gegen außen. Der Feind wird in diesem Fall nur außen gesehen. Mit Symbiose wird also eine mögliche, menschliche Form des Zusammenlebens bezeichnet, die *nicht* kleinkindlich ist, die *aber* die charakteristischen Merkmale dieser Entwicklungsphase in sich trägt. Die schrittweise Loslösung aus der Symbiose geht einher mit dem Bewältigen von Trennungsangst und dem Bewältigen von Trennung. Symbiose und Individuation sind also nicht nur Themen der Entwicklungspsychologie des Kleinkindes: was dort, recht dramatisch übrigens, ein erstes Mal angesprochen und bewältigt werden muß, bleibt ein Thema in menschlichen Beziehungen, ein ganzes Leben lang.

---

[2] Stern, Daniel N. (1992) Die Lebenserfahrung des Säuglings. Klett Cotta, Stuttgart.

Die Sehnsucht nach dem ursprünglichen Einssein verläßt uns nie, sei dies nun in einer Paradiessehnsucht[3] oder in der Sehnsucht, von Zeit zu Zeit miteinander zu verschmelzen, unsere Grenzen aufzugeben, wie das etwa in der sexuellen Vereinigung und auch überhaupt im Eros vorkommen kann. Bei extrem regressiven symbiotischen Tendenzen kann der Wunsch bestehen, in den Mutterleib zurückzukehren oder einfach zu sterben. Das kann sich in Suizidtendenzen äußern oder auch in der Sucht.

Symbiose und Tod haben einiges miteinander gemeinsam. Unsere kollektiven Jenseitsbilder sind sehr geprägt von unseren Symbiosebedürfnissen, denken wir etwa an die Vorstellung eines Paradieses, aber auch an Ausdrücke wie „Eingehen in die Herrlichkeit", „von einem größeren Ganzen aufgenommen sein", dann „aufgehoben" sein, Ruhe haben, usw. Unsere Phantasien über das, was nach dem Tod ist – so verschieden sie im einzelnen auch immer sein mögen – tendieren immer auf eine Symbiose hin, in der die vereinzelte Existenz mit ihrer Selbstverantwortung dann letztlich aufgehoben sein wird, wo auch die Polarität Bewußtsein/Unbewußtes aufgehoben sein wird. Tod und Symbiose haben aber auch insofern einen Zusammenhang, als Symbiose immer gegen die Veränderung des Lebens gesucht wird; die Angst vor der ständigen Veränderung, die eine ständige Trennung ist, die Angst vor dem ständigen Ins-Leben-hinein-sterben-Müssen, läßt das Bleibende suchen, das wir dann allzu bleibend haben wollen, läßt uns die Symbiose suchen.

Dieser Angst, die aus unserer Hilflosigkeit angesichts der ungewissen zukünftigen Situation resultiert, steht die Neugier auf das Unerwartete, Unerkannte gegenüber, der Mut zum Risiko, die Freude am Gestalten. Angst und Mut sind aber nicht feststehende Größen, sie stehen miteinander in einem Zusammenhang: der Weg zurück in die abhängige Bindung hinein, bis zum Aufgeben von Werten, die einem als Individuum wichtig sind, und das freudige Aufsichnehmen eines Risikos, der Mut zur Eigenständigkeit, sind beide in uns anzutreffen, oft auch verschieden stark erlebbar, je nachdem, in welchen Lebenssituationen wir sind, je nachdem, welche Themen betroffen sind, welche unserer Werte in Gefahr

---

[3] Jacoby, M. (1980) Sehnsucht nach dem Paradies – Tiefenpsychologische Umkreisung eines Urbildes. Bonz, Fellbach, Stuttgart.

sind oder locken. Die Trennungsangst treibt uns zurück in symbiotische Verbindungen, und das ist wohl auch sinnvoll. Um sich trennen zu können, braucht es eine gewisse Stärke, das Alleinsein, vielleicht sogar die Einsamkeit, auszuhalten und neue Beziehungen knüpfen zu können. Wenn wir diese Stärke nicht haben, sei es auch nur vorübergehend, – niemand kann immer auf der Höhe seiner Kraft sein –, oder sei es grundsätzlich so, dann scheint es mir sinnvoll, daß wir uns noch einmal in eine symbiotische Bindung hineingeben, dort „auftanken" und dann wieder den Anforderungen der Individuation Genüge leisten.

Wenn ich hier Wege aus Angst und Symbiose darstellen will, dann gehe ich doch davon aus, daß eine Gefahr besteht, zu lange in symbiotischen Beziehungen zu verharren und die notwendigen Entwicklungsschritte nicht zu leisten, – oder: zu unbewußt zu bleiben. Damit verbunden sind dann Identitätsprobleme, Depressionen, Mangel an Kreativität, suizidale Tendenzen, Suchttendenzen; vor allem aber Beziehungen, in denen sich die Partner gegenseitig keinen Raum zur Entwicklung lassen und mit unsäglichem Haß beieinander bleiben, weil sie sich auch nicht trennen können.

Angst ist nicht nur das Zeichen, daß wir jetzt in eine Lebenssituation kommen, in der wir von einer Gefahr ergriffen sind, in der wir uns prüfen müssen, ob wir der Situation auch gewachsen sind; Angst ist auch der Anruf, etwas zu wagen, was uns gefährlich erscheint. Fliehen wir zu lange vor einer Angst zurück in einen scheinbar geborgenen Raum, dann wird unsere Hilflosigkeit immer größer, der Geborgenheit versprechende Raum oder die Geborgenheit versprechende Beziehung zu einem Kerker, weil wir nicht mehr aus ihr heraus können. Diese einengenden Tendenzen werden dann gerne dem Partner zugeschrieben, der sie vielleicht auch hat, weil er ein ähnliches Lebensproblem hat, sehr oft aber haben sie primär nicht mit dem Partner zu tun, sondern mit der Angstbarriere, die man sich selber aufgebaut hat.

Es gibt eine Form der Symbiose, die bewirkt, daß der Mensch den Anforderungen des Lebens überhaupt nicht mehr gerecht werden kann, denn Leben verlangt von uns, daß wir immer wieder neu geboren werden, daß wir Neues wagen, uns immer wieder entscheiden, und dabei entdecken, was wir wirklich sind. Das ist außerordentlich mühsam, zumal uns niemand sagt, ob wir wirklich auf dem richtigen Weg sind, da wir also ein großes Risiko einfach dadurch eingehen, daß wir leben.

Vom Umgang mit der Trennungsangst

Wege aus der Symbiose sind Wege, auf denen wir mit der Trennungsangst umgehen können. Grundvoraussetzung eines sinnvollen Umgangs mit der Trennungsangst ist, daß wir uns das Recht auf Symbiose und auf Individuation nicht nehmen lassen.

Die starke Betonung des Wertes der Individuation, der Autonomie, der damit verbundenen Freiheit, hat mit sich gebracht, daß symbiotische Züge als regressiv, damit aber als etwas deklariert werden, was nicht sein sollte, was überwunden werden müßte. Der Zwang zur Individuation geht hier an den Grundbedürfnissen des Menschen vorbei.

Regression wird dabei auch nicht als Möglichkeit des emotionellen Auftankens verstanden, sondern als „Rückfall".

Für das Kleinkindalter gilt, daß eine optimale Symbiose eine gute Voraussetzung für eine glückende Ablösung darstellt, daß die Trennungsangst, wenn eine gute Symbiose vorausgegangen ist, ausgehalten werden kann, daß sie den Schritt in die Welt hinaus letztlich nicht hemmen kann.

Das Kleinkind hat Anrecht auf die Wiederannäherungsphase, es hat Anrecht darauf, immer noch einmal in die symbiotische Phase einzutauchen, wenn es sich bei Versuchen, selbständig zu sein, zu sehr erschreckt hat, um dann, nachdem es sich vergewissert hat, daß die Beziehungsperson immer noch da ist, sich mutig wieder in die Trennung hineinzubegeben. Es geht also keineswegs darum, daß „Individuation" um jeden Preis gefordert wäre, daß Eigenständigkeit, Selbstbestimmung, Übernehmen der Verantwortung, Bewußtsein der Situation, Aufrechterhalten individueller Eigenschaften, notfalls gegen alle Einflüsse, in jeder Lage gewahrt werden müßten, sondern es geht darum, daß symbiotische Bedürfnisse und Bedürfnisse der Individuation in einem guten Rhythmus miteinander gelebt werden können. Auch stellt sich natürlich die Frage, wie eine optimale Symbiose gelebt werden müßte. Um herauszufinden, wo jeder in seiner Situation zumindest eine gute

Symbiose leben kann, müssen wir uns gestatten, Bilder von Situationen in uns aufsteigen zu lassen, die uns ein großes Maß an Geborgenheit, an Sicherheit, an Dauer vermitteln, die scharf abgegrenzt sind gegen Veränderungseinflüsse von außen. An diesen Bildern können wir nicht nur ablesen, wo unsere Bedürfnisse nach Symbiose liegen, wo sie auch befriedigt werden können, sondern auch, welcher Art unsere symbiotischen Bedürfnisse sind, wo allenfalls die damit verbundenen Gefahren des Versitzens sind.

Mystisches Erleben

Eine besondere Form der Symbiose ist uns von den Mystikern her bekannt: Im mystischen Erleben verschmilzt der Mystiker mit dem Göttlichen, geht er im Göttlichen auf. Und obwohl diese Sehnsucht immer wieder auch als Todessehnsucht beschrieben wird, – der Mystiker sehnt oft den Tod herbei, um bei seinem Gott sein zu können – hindert das die meisten Mystiker doch nicht daran, unter den Menschen zu wirken. Beispielhaft in diesem Zusammenhang scheint mit Teresa von Ávila zu sein: sie beschreibt ein mystisches Erlebnis wie folgt:

„Als ich einmal gerade dabei war, den Hymnus ‚Veni Creator Spiritus' zu beten, überkam mich eine so ungestüme Verzückung, daß sie mich fast meiner Sinne beraubt hätte, ein Erlebnis, an dem ich ganz und gar nicht zweifeln kann, da es zu offensichtlich war. Dabei vernahm ich die Worte: ‚Ich will nicht, daß du noch mit Menschen Umgang pflegst, sondern nur noch mit Engeln.' Mich versetzte das in großen Schrecken."[4]

Dieses mystische Erlebnis ist ein Verschmelzungserlebnis, das Teresa viel Kraft und Geborgenheit gab. Das hat Teresa aber nie gehindert, auf der Erde kräftig zu wirken, – aber natürlich für ihren Gott. Ich glaube nicht, daß wir Teresa etwa den Vorwurf machen können, nur symbiotisch und nicht individuiert gewesen zu sein. Vielleicht haben die Mystiker die Symbiose dort gelebt, wo sie

---

[4] Teresa von Ávila (1979) Vida 24,7. In: Dobhan, U. (Hrsg.) Gotteserfahrung und Weg in die Welt. Walter, Olten, S. 99f.

ohne Schaden für die Individuation lebbar ist, wo sie vielleicht wirklich optimal gelebt werden kann.

Es stellt sich durchaus die Frage, ob der, der mit einer ihn transzendierenden Kraft verschmelzen kann, nicht zugleich der Mensch ist, der sich auch im Alltag besser von einem Partner trennen kann, da er eine Rückzugsmöglichkeit in sich selber immer wieder hat. In dieser Form der mystischen Symbiose scheint mir größte Geborgenheit mit größter Freiheit gleichzeitig erlebbar zu sein. Allerdings stellt diese Form der symbiotischen Verschmelzung eine große Anforderung an unsere Imaginationsfähigkeit.

Ein Aspekt des Umganges mit der Trennungsangst wäre also, uns klar zu machen, daß Symbiose und Individuation gelebt werden wollen, daß es aber auch darauf ankommt, herauszufinden, in welcher Situation für jeden einzelnen die optimale Symbiose gelebt werden kann. Optimale Symbiose, verstanden als Möglichkeit, immer noch einmal alle Kräfte zu versammeln, noch einmal eine große Geborgenheit zu erleben, um dann wieder das Risiko des Selbstseins auf sich nehmen zu können.

Nachdem ich nun zur Symbiose ermutigt habe, möchte ich auch versuchen, Wege aus der Symbiose zu zeigen.

Sprache als Mittel der Abgrenzung und der Verbundenheit

Indem wir sprechen, grenzen wir uns vom wortlosen Verstehen ab, das die symbiotische Situation kennzeichnet[5], nehmen wir nicht mehr an, daß wir wortlos verstanden werden, akzeptieren uns also als Gegenüber, als jeweils andere Menschen mit eigener Sprache. So wie Sprache im sozialen Bereich eine durchlässige Abgrenzung bildet –, wenn ich mich artikuliere, unterscheide ich mich, bin aber auch faßbar, angreifbar, bereit und fähig zur Auseinandersetzung – so bildet Sprechen auch eine durchlässige Abgrenzung im Verhältnis zu meinen eigenen Emotionen, Stimmungen, Gefühlen – zu meinem Unbewußten –: sprechend kommen wir oft eigentlich zu uns, können das, was wir fühlen, meinen, uns noch einmal auf neue Art und Weise zugänglich machen; un-

---

[5] Kast, Verena (1984) Paare. Beziehungsphantasien. Kreuz, Stuttgart.

sere Welt artikuliert sich oft auch für uns selber erst in der gesprochenen oder in der geschriebenen Sprache.

Sprechend grenzen wir uns von uns ab und drücken uns aus, bringen uns dann aber auch in eine gemeinsame Welt ein. Diese Ideen prägen all die Psychotherapieformen, in denen Sprache eine große Rolle spielt, in denen das „zu Wort kommen" der Innenwelt, um sich selbst zu erfahren und diese Erfahrung mitteilen zu können, als wesentlicher Aspekt der Selbsterkenntnis, des Zu-Sich-Selbst-Kommens im Sinn des Bewußtwerdens und des zum andern Hinkommens gesehen wird.

In der Entwicklung des Kleinkindes aus der Symbiose spielt die Sprachentwicklung eine große Rolle. Mit der Sprachentwicklung kann das Kind vermehrt und differenziert ausdrücken, was es wahrnimmt, was es erinnert, aber auch, was es jetzt braucht, was es möchte; es kann letztlich sagen, was es zum Überleben braucht, ist nicht mehr allein auf das sprachlose Verständnis der Beziehungspersonen angewiesen.

Schon bei den Kleinkindern zeigt es sich, daß es solche gibt, die großen Wert auf ihren sprachlichen Eigenausdruck legen, andere, die sich ganz gerne auf das sprachlose Verstehen verlassen. Diese Kleinkinder muß man im Zusammenhang mit Beziehungspersonen sehen, denen das sprachlose Verstehen Freude macht, die „hilfreich" Entwicklung damit hindernd – dem Kind Formulierungsversuche abnehmen und damit dem Kind auch sehr deutlich machen, daß sie es immer noch besser wissen.

Im Sprechen, im Versuch, sich selbst zu artikulieren, erreichen wir ein Stück Abgrenzung; Autonomie, die gleichzeitig mit dem gemeinsamen Austausch verbunden ist, einer differenzierten Form der Beziehung also. Dieser Gewinn an Autonomie spielt im therapeutischen Gespräch eine große Rolle. Ist ein Therapeut sehr empathisch, wird er oft jene Patienten, die gern wortlos verstanden werden, auch ohne Worte verstehen. Gemeinsam ist man dann in einer symbiotischen Membran, der Patient fühlt sich wunderbar verstanden und aufgehoben, der Analytiker oder Therapeut kommt sich sehr gut vor, weil er versteht. Nun mögen solche Phasen der Therapie durchaus sinnvoll sein, aber es müssen Phasen bleiben; wir nehmen sonst unseren Patienten eine Möglichkeit, sich zur Autonomie zu entwickeln, wenn wir sagen, was *sie* eigentlich sagen möchten, wenn wir ihnen den Anreiz zur Selbstartikulation nicht geben können.

In solchen therapeutischen Situationen, die so ganz und gar unaggressiv zu sein pflegen, macht sich dann irgendwann die ausgesparte Aggression bemerkbar, das Trennende verschafft sich dann, oft in übertriebener und daher auch verletzender Form, Bahn. Der wortlos Verstehende muß die Macht, die ihm daraus erwächst, opfern, vielleicht sogar damit rechnen, daß er nicht immer alles richtig versteht und in einer Atmosphäre des liebevoll aktiven Zuhörens den Patienten dazu bringt, sich selbst auszudrücken.

In unserem Gebrauch der Sprache zeigt sich in besonderer Weise, wie wir mit der Trennungsangst umgehen. Trennungsangst kann uns dazu führen, uns selbst nicht auszudrücken, unser Bedürfnis nach Selbstausdruck aber, das jedem Menschen angeboren zu sein scheint, bringt uns doch dazu, die Sprache zu gebrauchen und, indem wir sie gebrauchen, spüren wir dann, daß das, von dem wir fürchten, es trenne, auch ungemein verbindend sein kann. Sprache kann geradezu ein Mittel gegen die Trennungsangst sein –, natürlich kann sie auch überborden. Das sehen wir manchmal dort, wo jemand nicht mehr aufhört zu sprechen, denn solange wir sprechen und jemand uns zuhört, sind wir – so meinen wir – nicht getrennt.

Die Funktion der schöpferischen Aggression auf den Wegen aus der Symbiose

In den symbiotischen Beziehungen werden Aggressionen, die ja in sich etwas Trennendes haben, dazu benützt, das symbiotische System von der Umwelt abzugrenzen. Innerhalb der Beziehung erlaubt man sie sich nicht. Wir wissen aber, daß dieses sich Eins-Fühlen dann oft einem um so größeren Haß weicht, daß sadistische Praktiken gegeneinander angewendet werden; harmlose Formen davon sind etwa die Kontrollen, die beide übereinander ausüben, wie sie im Zitat von Moser ausgedrückt sind.

Wo Aggression nicht in einer konstruktiven, schöpferischen Form gelebt werden kann, wird sie destruktiv. Ich unterscheide zwischen konstruktiver und destruktiver Aggression. Aggression verstehe ich als den Drang, auf Menschen, Dinge, aktiv zuzugehen mit dem Ziel, sich zu treffen und sich auch zu verändern. Dazu benötigen wir auch die körperliche Bewegung, die ich als aggressiv und welterobernd ansehe –, natürlich mit graduellen Unterschieden. Jede Emotion hat eine aggressive Komponente, besonders der Ausdruck von Wut und Ärger. Dabei ist auch die rein körperliche Komponente dieses Ausdrucks zu beachten, etwa das Schreien, das Schlagen, das Beißen.

Die Aggression hat die Funktion, Wünsche, Absichten, Emotionen an einen anderen Menschen heranzutragen, mit der Absicht zu verändern. Sie setzt voraus, daß wir einen eigenen Wunsch überhaupt haben, setzt also eine gewisse Abgrenzung voraus, schafft aber auch Abgrenzung, besonders dort, wo unser Drang, unser Wunsch, unsere Absicht mit den Absichten der anderen kollidiert. Um diese Trennung und die damit verbundene Angst nicht erleben zu müssen, formulieren wir oft unsere Bedürfnisse nicht. Anders formuliert: wer nicht lernt, daß seine Aggression immer wieder mit der aggressiven Selbstbehauptung anderer Menschen zusammenstößt, daß der eigene Wunsch immer auf ein Nein stoßen kann, der wird soviel Angst vor Trennung entwikkeln, daß er eben seine Wünsche nicht mehr anzubringen wagt. Man läßt dann einander in Ruhe.

Ich verstehe Aggression also als Offenlegen meiner Absichten und meiner Befindlichkeit, mit dem Ziel, etwas in Bewegung zu bringen, – von daher auch das Drängende daran. Auch die Aggression hat, wie die Sprache, sowohl die Funktion der Trennung als auch die Funktion des Verbindens: Wenn wir uns abgrenzen, fallen wir nicht in eine völlige Isolierung, aus der wir dann neu Beziehung aufnehmen müßten. Unsere Mittel, mit denen wir uns abgrenzen, tragen vielmehr in sich auch schon wieder Möglichkeiten der Beziehung. Zum Abgrenzen – sei es intrapsychisch oder im Umgang mit der Mitwelt – gehört auch Abgrenzung gegen destruktive Impulse. Wir müssen uns nachdrücklich gegen destruktive Impulse abgrenzen, kämen sie von innen oder von außen.

Ich halte Aggression nicht primär für feindselig; sie wird feindselig, wenn sich ihr zu viele Widerstände entgegensetzen; sie wird aber oft feindselig interpretiert, wenn die Menschen, denen die Aggression gilt, den Veränderungswunsch, den Drang nach eigenständigem Leben und das neue Beziehungsangebot darin nicht sehen, sondern nur das, was sie dabei verlieren könnten. Dort, wo Aggression eingesetzt werden kann, um eine Situation schöpferisch zu verändern, wo als Zielvorstellung mehr Autonomie – wenn möglich für alle Beteiligten – im Blick ist, dort ist sie konstruktiv. Wo Aggression eingesetzt wird, um andere zu beschränken und sich damit die Illusion des eigenen Lebendigseins zu verschaffen, wo Aggression im Dienste des Hemmens steht, da wird sie destruktiv. Und jeder von uns wird immer wieder von der Notwendigkeit stehen, seine destruktiven Aggressionen in konstruktive umzuwandeln, seine Zerstörungslust in die wilde Entschlossenheit umzusetzen, Leben zu gestalten.

Hier spielt aber unser Bedürfnis nach Symbiose eine große Rolle: gestalten wir Lebenssituationen, Beziehungen, zu lange nicht um, aus Angst vor dem, was kommen wird, grenzen wir uns zu lange nicht ab, indem wir unsere Bedürfnisse nicht formulieren, setzen wir uns zu lange nicht für das ein, was für uns abdingbar wichtig ist, dann neigen wir plötzlich dazu, sehr destruktiv zu agieren und eine Abgrenzung vorzunehmen, die jede Bezogenheit vermissen läßt, die dann in der Tat recht autistisch ist und uns in eine Lebenssituation bringt, die sehr schwer zu ertragen ist.

Zwei Menschen, die miteinander in einer Beziehung leben, haben versäumt, einander mitzuteilen, daß in ihnen im Laufe ihrer Beziehung auch andere Bedürfnisse erwachsen sind als die bisher gewohnten. Er verschweigt seine Bedürfnisse nach Kontakt mit Freunden aus der Zeit seiner Adoleszenz, sie verschweigt, daß es allein mit ihm zu Hause langweilig ist. Aber natürlich verschweigen sie sich noch viel mehr. Sie äußern nicht ihre Befindlichkeit, denn sie könnte den anderen verletzen. Jeder entwickelt im geheimen eine Wut auf den anderen: der andere steht ihm davor, das eigene Leben befriedigend zu gestalten. Diese Wut äußert sich in kleinen Sticheleien, wenn gemeinsame Freunde da sind. Über diese Sticheleien wird nicht gesprochen. Nach außen spielen sie noch immer das glücklich verliebte Paar, nur werden die Töne, in denen sie sich ihrer Liebe versichern, immer etwas falscher. Sie spüren es offenbar beide, beschwören die Liebe noch lauter. Eines Tages kommt der Mann nicht mehr nach Hause, wird vermißt, schickt dann ein Telegramm aus einem sehr fernen Land, man habe mit seiner Rückkehr nicht mehr zu rechnen.

Wut – solange wir die Wut haben, und nicht die Wut uns – kann durchaus eine konstruktive Folge in der zwischenmenschlichen Beziehung haben: Wir begegnen dann einander echt und unverstellt und geben einander auch zu verstehen, daß wir etwas verändern wollen, daß wir aber auch noch an Veränderungen innerhalb der Beziehung glauben. Auch hat diese Wut die Funktion, uns nicht so sehr an das Risiko denken zu lassen, das mit dem Ausdrücken von eigenen Wünschen verbunden ist, sie gibt uns geradezu Mut zum Risiko, gibt uns auch ein Gefühl der Lebendigkeit.

Wenn die Wut aber uns hat, wir von einer ohnmächtigen Wut ergriffen sind, dann will diese Wut den andern, die Beziehung, zerstören, auch denjenigen selbst, der sie hat. Diese Wut gehört nicht in eine Beziehung hinein, sie muß von jedem Betroffenen mit sich selbst ausgemacht werden, vor allem auch, indem man sich fragt, wie es zu der Wut gekommen ist: wo wir uns selbst bremsen, welchen Drang nach Lebendigkeit wir nicht zulassen. *Aggression* verstehe ich also als *die Kraft, die die Ausfaltung des Lebens in Gang hält,* die aber auch für die Entfaltung und die Ausfaltung gebraucht werden muß, wenn sie nicht destruktiv werden soll. In diesem Drang nach Entfaltung steckt gleichzeitig immer wieder eine notwendige Abgrenzung und das Bedürfnis nach Auseinandersetzung als Aspekt der Bezogenheit.

Die Entwicklung der Aggressivität spielt auch beim Kleinkind eine wichtige Rolle: es entwickelt sich dann aus der Symbiose, wenn sein Bewegungsdrang größer wird, wenn es die Welt erforschen kann, sein Interesse an allem, was nicht vertraut ist, wächst, samt einer leichten Angst davor. Dazu gehört dann bald einmal das Nein-Sagen, in Worten, aber auch mit jeder Faser des Körpers. Sehr oft setzt hier ein erster subtiler Liebesentzug der Beziehungspersonen ein: das Kind wird dann „bös" genannt, „schwierig", „frech" – aber kaum je „lebendig". So lernen Kinder, daß Aggression, daß Lebendigkeit unerwünscht ist. Statt lebendige Kinder erziehen wir dann depressive, ängstliche Kinder, die wir zudem noch nach Kräften verwöhnen – dann können sich sich kaum mehr abgrenzen –, und schließlich verlangen wir von ihnen, daß sie selbständig werden.

Gerade beim Kleinkind kann man das Wechselspiel zwischen Trennungsangst und Aggression sehr gut beobachten, samt dem zugehörigen Verhalten der Beziehungspersonen: Ermuntert eine Beziehungsperson ein Kind, sich etwas weiter von ihr zu entfernen, zeigt sie etwas Freude darüber, dann wird das Kind sich getrauen, wird damit ein Stück Aggressivität leben und ein wenig Trennungsangst überleben. Es wird auch erfahren, daß Beziehung möglich ist, auch wenn man sich trennt. Schürt eine Beziehungsperson in derselben Situation die Angst, sieht sie Gefahren für das Kind, wo keine sind, oder spürt sie mit eigener Angst, daß sie nicht mehr so sehr gebraucht wird, fühlt sie, daß hier die Kette der Trennungen, die natürlich schon bei der Geburt begonnen hat, ihren unaufhaltbaren Fortgang nimmt, dann wird das Kind eher den Aspekt der Angst erleben und die aggressiven Impulse eindämmen.

Als Erwachsene können wir von den Beziehungspersonen, die wir verlassen – sei es, daß wir etwas mehr Abstand von ihnen nehmen, sei es, daß wir sie wirklich verlassen –, natürlich nicht auch noch erwarten, daß sie uns ermutigen, den Schritt und den Entschluß doch auf uns zu nehmen, wie es ein Kleinkind im besten Fall erwarten darf. Unsere Schritte in die Autonomie hinein erfolgen gegen einen Widerstand, sei es realer Widerstand von außen, sei es der innere Widerstand, der daraus resultiert, daß wir Schuldgefühle haben. Diese Schuldgefühle sind nicht zu vermeiden. Entweder haben wir sie den Menschen gegenüber, die wir verlassen müssen, oder wir haben sie uns selber gegenüber, weil wir nicht wirklich *unser* Leben führen. Wenn wir uns in einem Zustand der Unentschlossenheit halten, uns nicht entscheiden wollen, dann werden wir von unseren Schuldgefühlen noch zusätzlich gelähmt. Es gibt nur den mutigen Entschluß ins Risiko hinein, wissen wir doch bei einem echten Entschluß nie, ob wir nicht gerade im Begriff sind, die größte Dummheit unseres Lebens zu machen; der mutige Entschluß hilft aber auch, unsere Trennungen menschlich zu gestalten und uns nicht nur voneinander zu trennen, sondern uns auch immer wieder in sich wandelnden Beziehungen zu halten.

Denn letztlich kann nur jemand, der sich von Beziehungen zu zuverlässigen Menschen getragen weiß, es wagen, *die* Entschlüsse zu fassen, die nötig sind, um sich immer weiter aus der Symbiose heraus zu entwickeln. Wer weiß, daß er sich auf einige Menschen verlassen kann – und das bedeutet zu wissen, daß diese Beziehungen Veränderungen ertragen, sich durch Veränderungen wandeln –, wer weiß, daß auch andere Menschen sich auf ihn verlassen können, der kann es wagen, gegen die Trennungsangst anzuleben. Wer Autonomie als Unbezogenheit versteht, wer nur *seine* Freiheit im Sinne hat, der mißversteht, daß die eigene Freiheit meistens die Freiheit eines anderen tangiert, daß es also letztlich darum geht, die gemeinsame Freiheit im Blickfeld zu haben, auch wenn man zunächst das *eigene* Freiheitsbedürfnis ausdrückt; wer nur Selbstbehauptung kennt und nicht erlebt, daß deren anderer Pol die Hingabe ist, der wird bald isoliert, autistisch und in großer Angst, die er vielleicht sogar als Unabhängigkeit deklariert, leben.

Die Aggression innerhalb eines Trennungsvorganges

Beim Weg aus der Symbiose wird sich zunächst die Aggression oft nur darin zeigen, daß man Menschen um sich herum ablehnt. Die Aggression ist destruktiv, man fühlt sich verfolgt, kritisiert. Kann die Aggression nicht mehr in der Grenzziehung gebannt werden, fängt häufig ein versteckt sadistisches Spiel an, mit Entwertungen, mit Kontrolle des Partners, mit Gefühlen der Unzulänglichkeit, des Verlustes. Die große Idee der Gemeinschaft, die gegen alle Fährnisse gedacht war, geht verloren. Der Partner ist selbstverständlich schuld daran. Nun setzt eine Periode der Unzufriedenheit, voll von schlechtem Selbstwertgefühl, voll von Unentschlossenheit ein, man weiß, daß man einen Entschluß fassen müßte, kann das aber nicht. Die Aggression ist in Selbstvorwürfen gebunden, es zeigt sich kein Ziel.

Aus Angst vor der Ungewißheit versucht man dann häufig noch einmal, die Symbiose zu aktivieren, indem man die Erinnerung zu Hilfe ruft, sie geradezu beschwört. Das hat an sich einen tiefen Sinn: so setzt man sich noch einmal aktiv mit der Vergangenheit auseinander, macht sich noch einmal klar, was die Substanz der bisherigen Beziehung war. Wenn es gut geht, wird bei diesem Nacherleben der Erinnerungen herausgefunden, welche

Seiten in uns selbst während jener Phase aktiviert worden sind. Das wäre aber nicht die Absicht des symbiotisch Verharrenden: dessen Absicht wäre vielmehr, die Aggression noch einmal zu verdrängen oder abzuspalten. Dadurch wird die Symbiose schließlich so drückend, insbesondere, weil die Erinnerungen *emotionell* nicht mehr tragen, daß ein Weg aus der Symbiose sich Bahn brechen muß. Dieser Weg bahnt sich über die aufkommende *Sehnsucht nach einem neuen Ziel.* Jede Symbiose, jede Gemeinschaft auch, spart gewisse Lebensziele aus. Gerade diese nicht gelebten Ziele, Strebungen etc. sind es, die plötzlich als leuchtendes Ziel einer unerklärlichen Sehnsucht vor einem stehen und sehr verlokkend werden können. Aber solch ein Ziel darf man vorerst gar nicht anstreben, weil der Partner es einem übelnehmen könnte. Jetzt gerät der Partner in die klare Rolle des Entwicklungsverhinderers, ob er es ist oder nicht. Wieder pflegt sich die Aggression gegen den Partner zu wenden. Kann dieser – wie es etwa in der Eltern-Kind-Situation möglich ist – den, der zum Wenden ausbrechen will, zu mehr Selbstwerdung ermuntern und damit die Hoffnung ausdrücken, daß eine Beziehung auf einer neuen Basis möglich werde, gelingt das Fassen des Entschlusses leichter. Erfolgt die Ermunterung nicht, holt man sich oft wenigstens das Einverständnis von Menschen, die einem viel bedeuten, um sich abzusichern. Sogenannte autonome Entschlüsse sind immer nur relativ autonome Entschlüsse.

Noch weiß man nicht, was der Entschluß bringen wird. Zwar ist die Angst eher einem Hochgefühl gewichen, aber es zeigen sich viele kleinere und größere Probleme, die bewältigt werden müssen; auch gilt es, die Verbindung mit dem, was man hinter sich gelassen hat, auf eine möglichst konstruktive Weise zu gestalten, ohne daß man wieder in die Symbiose hineingezogen würde. Die Aggression in dieser Phase ist eine Aggression des zum Entschluß Stehens, des Durchhaltens. Das Selbstgefühl dieser Phase ist ein lebendiges Selbstgefühl, getragen vom Bewußtsein, etwas verändern und auch durchtragen zu können.

Dieser Phase des Entschlusses folgt eine Phase der Beruhigung, vielleicht sogar der Symbiose auf einer neuen Ebene, in der ein wenig mehr Abgrenzung gewagt wird. Daß ein Schritt in Richtung Autonomie erfolgt ist, können wir dem Lebensgefühl entnehmen, etwas selbstverantwortlich gemacht zu haben, allenfalls auch dem Gefühl Mut in die Zukunft hinein, unsere Risikofreude, aber auch unsere Entschlossenheit zur Zukunft zu stärken, ohne das hinter uns zu lassen, was wir geworden sind.

III

DAS EIGENE SELBST UND DIE BEZIEHUNG

Zu zweit sind wir mehr als allein, wir sind aber auch weniger, als wir allein sein könnten. Betrachtet man die Beziehungsbewegungen innerhalb von engen Beziehungen, dann fällt auf, daß Phasen von großer Nähe und Verbundenheit abwechseln mit Phasen, in denen sich jedes der Beteiligten wiederum mehr auf sich selbst besinnt, das Individuationsprinzip mehr im Vordergrund steht als die gemeinsame Beziehung. Diese Bewegungen weisen darauf hin, daß in Beziehungen einerseits so etwas wie ein Beziehungsselbst erlebt, gepflegt und entwickelt werden muß, daß andererseits aber auch das individuelle Selbst nicht vernachlässigt werden darf. Mit anderen Worten: es gibt Zeiten in Beziehungen, da die Hingabe mehr betont ist, in anderen die Selbstbehauptung. Wichtig ist, daß beides sein darf. Problematisch ist, daß gelegentlich für den einen Menschen Selbstbehauptung angesagt ist und für den anderen Hingabe.

In der Trauerarbeit organisieren wir uns vom Beziehungsselbst auf das eigene Selbst zurück. Haben wir schon innerhalb der Beziehungen gelernt, diese beiden Notwendigkeiten zu akzeptieren, fällt uns dieses Rückbesinnen auf das eigene Selbst leichter in einer Verlustsituation.

Wer kein eigenes Selbst im Laufe des Lebens entwickelt hat, muß dies spätestens bei einer existentiellen Trennung nachholen.

Selbstbehauptung und Hingabe

Selbstbehauptung und Hingabe sind Reizwörter, sie rufen Emotionen hervor.

Ich habe einige Männer und Frauen gebeten, mir zu sagen, was ihnen zu diesen Begriffen einfällt. Ich werde Ihnen nun sehr verallgemeinernd diese Einfälle mitteilen.

Die Männer brachten den Begriff „Selbstbehauptung" sofort mit Emanzipation der Frau in Zusammenhang, sahen sich als Opfer dieser Selbstbehauptung, hatten Gefühle des Zu-kurz-Kommens, des Abgeschobenseins, des nicht mehr Wichtigseins für die Partnerin. Das war die erste Reaktion; die zweite war, daß sie sich darauf besannen, daß für sie Selbstbehauptung eine ganz normale Sache sei, ein männlicher Wert sozusagen, und daß dann natürlich die Frauen sich auch selbst behaupten dürften; eigenständiger werden, verantwortlicher, zur echten Partnerin.

Ein junger Psychiater drückt das kurz und treffend so aus: „Im Kopf bin ich dafür, daß Frauen sich selber behaupten dürfen, im Bauch bin ich ganz entschieden dagegen. Ich möchte im Bauch auch dafür sein, aber das dauert noch seine Zeit."

„Hingabe" empfanden die befragten Männer als einen eher blöden Ausdruck. Hingabe gäbe es nicht mehr, Hingabe könne man nicht mehr fordern. Sie wäre natürlich schön, nicht nur in der Partnerschaft, in der Sexualität, auch als eigene Möglichkeit, sich ganz und gar wiederum für etwas hingeben zu können.

Die Frauen reagierten mehrheitlich auf das Wort „Hingabe" allergisch. Sie hörten sofort die Verpflichtung zu Hingabe, eine Frau habe hingebungsvoll zu sein, sonst sei sie eine Versagerin als Frau. Sie hörten beim Ausdruck Hingabe mit, daß sie sich unterwerfen müßten, daß also nicht Hingabe, sondern Preisgabe verlangt sei, Anpassung an jemanden, der seinerseits sich selbst verwirklichen darf. Einige Frauen allerdings sahen Hingabe auch sehr positiv, als ganz und gar sich in etwas Hineingeben.

„Selbstbehauptung" scheint für Frauen ein weniger anstößiger Begriff zu sein. Selbstbehauptung ist Programm: allerdings hätten die Frauen lieber den Ausdruck Selbstverwirklichung gehört. Selbstbehauptung war ihnen etwas zu aggressiv, zu männlich.

Beide Begriffe haben Emotionen ausgelöst, beide Begriffe wurden im Hinblick auf die Beziehung zum anderen Geschlecht verstanden. Die Begriffe gehen uns also etwas an, betreffen uns in unseren zwischenmenschlichen Beziehungen. Es ist sinnvoll, die Begegnung zwischen Menschen einmal unter dieser Perspektive von Selbstbehauptung und Hingabe anzusehen.

Meine These, die ich im folgenden entfalten will, ist die:

Selbstbehauptung und Hingabe sind notwendige Pole menschlichen Verhaltens in der Begegnung, die sich also gegenseitig bedingen, keineswegs ausschließen. Nur wer sich selbst behaupten kann, sich abgrenzen kann, seine Gefühle und Emotionen wahrnehmen und ausdrücken kann, auch wenn sie aggressiv sind oder zumindest auf andere aggressiv wirken, kann sich auch hingeben, sich geben, sich ergreifen lassen, mit einem anderen Menschen wirklich in Kontakt kommen, ihm wirklich begegnen.

Im Spiel von Selbstbehauptung und Hingabe erleben wir uns immer wieder neu, erleben wir uns selbst, gelangen wir zu einer Selbstverwirklichung, die den Beziehungsaspekt nicht ausschließt, sondern für die Beziehungen unabdingbar wichtig sind.

Wenn das Spiel von Selbstbehauptung und Hingabe aber nicht möglich ist, dann gleiten wir in defiziente Formen von Selbstbehauptung und Hingabe ab. Da tritt dann der, der sich angeblich selbst behauptet, als Herrscher auf, der, der Hingabe praktiziert, als Untertan; Herrschaft wird als Selbstbehauptung mißverstanden, Abhängigkeit, Gefügigkeit, Passivität als Hingabe. Beziehung ist dann eine Sache des Eroberns und Besitzens, resp. des Besitzseins, Sexualität ein Herrschaftsritual vom Herrscher aus, eine Unterwerfensgeste vom Untertanen aus. Wenn ein Mensch sich nur selbst behaupten kann oder sich nur hingeben kann oder muß, weil es etwa ein Rollenzwang erfordert, etwa wenn eine Ungleichwertigkeit zwischen den Geschlechtern besteht, die diese Rollenteilung bewirkt, dann ist Beziehung als Machtkampf vorprogrammiert, denn auf die Länge kann keiner der Partner mit der einseitigen Position zufrieden sein.

Ein für den Machtkampf besonders gut geeignetes Feld ist die

Sexualität. Da, wo sich Menschen nackt und ungeschützt begegnen, da kann man sich am leichtesten verletzen und sich rächen. Aber dieser Machtkampf zeigt sich natürlich in der ganzen Beziehungsdynamik, in der Sexualität wird er nur sehr handgreiflich.

Ein Beispiel dafür, was geschieht, wenn die Pole Selbstbehauptung und Hingabe auf zwei Menschen verteilt werden, und dann eben defizient werden:

Ein etwa 30jähriger Mann kommt in Behandlung. Sein Ziel: Ich soll seine Frau zur Vernunft bringen, sie will sich von ihm trennen. Er erzählt, sie gehöre doch ihm, er habe sie geheiratet. Er habe von Anfang an jeden Tag mit ihr geschlafen, damit sie wisse, wer Herr im Haus sei. Nach einiger Zeit habe sie ihm gesagt, es sei ja ganz nett, was er da jeden Abend biete, aber eigentlich hätte sie schon abwechslungsreicheren Sex gehabt. Er sei sehr wütend geworden und hätte sich mächtig angestrengt, aber wie sehr er sich auch angestrengt hätte, die Frau habe sich immer unbefriedigt gegeben. Jetzt sei er impotent, und seine Frau habe sich einen Freund angeschafft und wolle sich trennen. Es könne ihr doch niemand zumuten, mit einem impotenten Mann zusammen zu sein.

Bevor ich meine These weiter entfalte, möchte ich vorausschikken, was ich unter Aggression verstehe:

Ich gehe aus vom lateinischen aggredi: herangehen, sich an jemanden wenden, ihn angehen, angreifen, unternehmen, beginnen ...

Aggression heißt für mich

– auf Menschen, Dinge aktiv zugehen (mit dem Ziel, sich zu treffen, allenfalls auch zu verändern). Dazu gehört unter anderem auch die körperliche Bewegung.

– Wünsche, Absichten, Emotionen an den anderen herantragen. Dazu gehört das Nein-Sagen. Jede Emotion hat eine aggressive Komponente, besonders aber natürlich der Ausdruck von Wut und Ärger, wobei auch die körperliche Komponente zu beachten ist (schreien, schlagen, kratzen, beißen ...). Aggression sei hier verstanden im Dienste des Abgrenzens und der Absichten meiner Offenlegung und meiner Befindlichkeit.

– Abwehr von destruktiven Impulsen.

Ich halte Aggression nicht für grundsätzlich feindselig. Sie wird feindselig, wenn sich ihr viele Widerstände entgegensetzen.

Die gestaute Aggression wird destruktiv. Die Erfahrung, daß aggressive Auseinandersetzung immer wieder in einer Lebensgeschichte nicht möglich war, sei es, daß sich niemand dieser Aggression stellte, sei es, daß man immer mit Mächtigen in Konflikt geraten ist und Opfer ihrer Aggression geworden ist, ohne auf diese Aggression eintreten zu können, macht ungläubig für das Konstruktive an der Aggression und bereit zur destruktiven Aggression. Der Zerstörte zerstört.

Wir können den Unterschied zwischen konstruktiver und destruktiver Aggression durchaus in uns erleben, spüren. Wir alle können eine Wut haben; es kann uns aber auch geschehen, daß die Wut uns hat. Im ersten Fall kann diese Wut durchaus eine konstruktive Funktion haben in der zwischenmenschlichen Beziehung: zumindest werden wir uns dann echt und unverstellt begegnen, im zweiten Fall meine ich, daß diese Wut wohl destruktiv ist, den andern zerstört und mich zerstört. Mit dieser Wut müßte man vielleicht allein bleiben, sie für sich ausdrücken.

Was können wir unter Selbstbehauptung und Hingabe verstehen?

Ich habe die gleichen Männer und Frauen, die mir ihre Einfälle zu Selbstbehauptung und Hingabe gegeben haben, auch gebeten, zu diesen Begriffen in der Phantasie ein Bild aufsteigen zu lassen. Ich halte Bilder für vielschichtiger als bloße Begriffe.

Selbstbehauptung

Phantasie-Bilder dafür: „Ein Mann, die Füße in einem guten Abstand am Boden, so daß er guten Stand hat. Er ruht in sich, schaut offen in die Gegend, kein Kraftprotz, aber jemand, der sich notfalls wehren kann. Ein Mensch, den man beachten muß, nicht bewundern, aber beachten, an dem man nicht einfach vorübergehen kann." (Bild von einem 40jährigen Mann)

Ein anderes Bild (44jähriger Mann): „Ein Turm auf einem Hügel, Schießscharten im Turm, keine Fenster. Ich im Turm, niemand kann mir etwas anhaben. Ich kann meine Stellung behaupten."

Zwei sehr verschiedene Bilder für Selbstbehauptung: Beim ersten Bild ein Bild der Eigenständigkeit, des Verwurzeltsein des In-sich-Ruhens. Es zeigt jemanden, der sich notfalls wehren kann, sich für sich einsetzen kann, der Beachtung, damit aber auch Bedeutung, bekommt – einfach durch die Art, wie er da steht. Einer, der in Kontakt ist mit der Welt, der sich dabei aber nicht verliert. Das sind wohl Eigenheiten, die zu einer gesunden Selbstbehauptung etwa gehören: Ein eigenständiges Individuum sein, also eine gewisse Individuation erreicht zu haben, und immer weiter auf diesem Weg zu gehen, sich selber Schutz geben zu können, zu wissen, daß man eine gewisse Bedeutung hat, sie allenfalls sich auch holen. Ich finde es sehr interessant, daß die Fußstellung so intensiv beschrieben wird, scheint mir darin doch ausgedrückt zu sein, daß der Mann ohne weiteres sich auch in Bewegung setzen kann. Ein Mensch, der er selbst sein kann, autonom – im Unterschied zu einer Reaktionspersönlichkeit, also einer Persönlichkeit, die nur durch die Ansprüche anderer und die Antwort auf die Ansprüche anderer sich definiert – und der dieses „Selbst" verteidigen wird: also Treue zu sich selbst.

Im Gegensatz dazu das Turmbild: Selbstbehauptung wird hier verstanden als totales Sich-Abschirmen, Sich-Abschließen, als Schutz, verbunden mit der Möglichkeit, alle niederzuschießen, die sich diesem Turm nähern wollen, Selbstbehauptung durch Möglichkeit zur Destruktion. Selbstbehauptung als Behauptung der *Stellung*, der Vormachtstellung, durch destruktive Aggression. Es geht hier um Macht, um Übermacht und um Angst – der Mann muß ungeheure Angst haben vor Kontakten, die Welt muß ihm feindlich erscheinen. Von der Selbst-Behauptung ist nur die Behauptung geblieben, von einem Selbst ist wenig zu spüren.

Der Mann im Turm ist völlig unwichtig, wichtig ist nur, daß die Stellung gehalten wird. Herrschaft ist wichtig, Stärke ist wichtig. Bedeutung wird hier auch erlangt, aber eine Bedeutung, die nur zum Kampf herausfordert; Beziehung kann da nur über Kampf stattfinden.

Selbstbehauptung im lebensfördernden Aspekt könnte also zusammenfassend heißen: Sich selbst abgrenzen können, sich selbst ausdrücken können, wobei dieses Abgrenzen und dieses Sich-Ausdrücken durchaus als unangenehm aggressiv erlebt werden kann, sei es, weil ein Sich-Wehren, ein Einstehen für sich selbst damit verbunden ist, sei es, weil wir sehr gerne in ein Gefühl der bedingungslosen Einheit eintauchen und jeden, der sich heraushält, als bedrohlich empfinden. Selbstbehauptung, Streben nach Autonomie kann von einem Partner, der das nicht oder weniger anstrebt, als Verlust einer Ur-Harmonie verstanden werden, als zerstörerisch also; in der Hingabe aber kann dieser Verlust wieder aufgehoben werden. Selbstbehauptung, Getrenntsein, Individuation, diese Bewegung auf sich selbst zu ruft zur Bewegung auf den andern zu als dem andern Pol, dem Du, mit dem man sich verbinden kann (aggredi). Sonst wird Selbstbehauptung zur Isolation.

Selbstbehauptung gipfelt in einer Treue zu sich, die notfalls auch energisch verteidigt wird, etwa durch ein entschiedenes Nein. Was macht es uns denn so schwierig, das Nein eines anderen Menschen zu ertragen?

Vielleicht projizieren wir auch unsere Wertung des Abgrenzens, des Nein-Sagens in den andern hinein. Vielleicht verstehen wir Nein-Sagen immer noch nicht als eine Alternative zum Ja-Sagen, sondern als ein Mittel, den andern Menschen zu kränken. Dann sind wir natürlich auch gekränkt, wenn ein anderer Mensch zu uns nein sagt. Fühlen wir uns denn nur dann ernst genommen, wenn ein anderer Mensch immer ja zu uns sagt? Sind wir so sehr auf Einstimmigkeit angelegt, so wenig geübt in Selbstbehauptung, daß es nötig ist, daß wir nur bestätigt werden?

Sicher, der ungeübte Nein-Sager wird sein Nein schroff und brüsk vorbringen, verletzend. Er hat nicht gelernt, daß er nein sagen darf. Wo lehren wir unsere Kinder, daß sie nein sagen dürfen? In der Selbstbehauptung konzentrieren wir uns auf uns selbst, nehmen wir uns wichtig, ohne daß wir uns wichtig machen. Das Abschließende besteht in der Konzentration auf sich; die Aggression bezieht sich auf die Grenzziehung, nicht aber auf die Zerstörung des Mitmenschen und der Umwelt.

Im lebenshemmenden Aspekt der Selbstbehauptung wird gar kein Selbst behauptet, das man schützenswert hielte, dem man treu sein könnte, sondern es wird eine Stellung verteidigt, eine Position. Der Mensch dahinter ist nicht faßbar, wohl aber die große

Angst. Die Grenzziehung ist dementsprechend radikal, die Grenze wird in Erwartung der Angriffe destruktiv verteidigt.

Hingabe

Phantasie-Bilder dafür (eine 40jährige Frau): „Eine Quelle, in einer Wiese, etwas erhöht, sie sprudelt aus der Erde, ergießt sich, gibt sich, fließt ohne Unterbruch, kraftvoll. Die Wiese um die Quelle herum ist fett, gelbe Dotterblumen wachsen, irgendwo geht die Quelle als Bächlein weiter, aber das interessiert mich nicht, mich interessiert nur diese Quelle, die einfach sprudelt, ohne sich zurückzuhalten."

Eine 33jährige Frau: „Ich sehe eine Frau auf einer Wiese liegen, der Kopf fällt ihr irgendwie nach hinten, vermutlich gibt es dort eine Mulde, die Arme hat sie hinter den Kopf gelegt, sie macht ein hingebungsvolles Gesicht, ganz entspannt, wartet auf etwas, das kommt. Sie wird alles annehmen, was kommt. Natürlich wird jetzt ein Mann kommen, sie finden, entzückt sein, sie nehmen, ohne zu fragen, und sie wird es hingebungsvoll ertragen."

Diese beiden Bilder zeigen Hingabe als konstruktive Orientierung und Hingabe als defiziente Orientierung. Ist im ersten Bild der Quelle die faszinierende Kraft erlebt, die im überströmenden Geben liegt, das natürlich einem Überfluß entspringt, so im Bild von der Frau, die „hingebungsvoll" da liegt, Kraftlosigkeit, Ergebenheit, Passivität. Sie ist bereit, sich herzugeben.

Aber nicht nur das überströmende Geben ist im ersten Bild ausgedrückt; es ist auch ausgedrückt, daß die Erde diese Quelle dankbar empfängt und nützt, – die Wiese ist besonders „fett" um die Quelle herum, eine gute Wiese also, Dotterblumen sind darauf. Nun wachsen Dotterblumen zwar nicht auf fetten Wiesen, aber Dotterblumen mit ihrem satten Gelb werden von dieser Frau als Inbegriff von Leuchten, von Freude, von Schönheit erlebt. Es ist wichtig, daß bei diesem Geben auch ein Empfänger vorhanden ist, der auf die Gabe reagiert, und in diesem Reagieren eben auch wieder gibt.

Gerade dies fehlt im zweiten Bild: zwar ist da die Frau sehr „hingebungsvoll", in Erwartung eines Mannes, sie wird ihm keine Schwierigkeiten machen, weil sie keine Schwierigkeiten machen kann. Aber das ist keine Kraft im Geben, und da ist auch nicht zu spüren, daß sie als Empfangende auch geben könnte. Sie nimmt hin. Der Mann wird auch nicht als Gebender erwartet, sondern als „Nehmender". Er wird sie nehmen. Es geht bei diesem Bild nicht um Hingabe, um Geben und eine Reaktion auf dieses Geben, die darin besteht, daß der Gebende spürt, daß sein Geben gewünscht war, daß es ersehnt war und daß es den Gebenden und den Empfangenden verändert. Hier geht es um Nehmen und sich Nehmen-Lassen: defiziente Form der Hingabe, bei der beide betrogen werden, defiziente Form der Sexualität auch, wie sie oft beklagt wird, besonders in Paarsituationen, wo es eine Herrscher-Untertan-Kollusion gibt.

Mit dem Geben ist natürlich immer ein Risiko verbunden. Wir wissen nie so genau, ob das, was wir zu geben haben, auch auf einen Menschen trifft, der diese Gabe annehmen kann, der offen sein kann dafür, der sich freuen kann an der Gabe, der sich verändern lassen kann dadurch und so auch wieder gibt.

Wir sind sehr verletzbar, wenn unsere Gaben nicht angenommen werden; jeder von uns kennt die Situation, Geber sein zu wollen, ohne daß die Gabe angenommen wird, oder die Situation, in der die Gabe vielleicht gnädig angenommen wird, aber nicht wirklich aufgenommen wird. Und dann fühlen wir uns abgewiesen. Je existentieller wir mit diesem Geben verknüpft sind, um so verletzbarer sind wir, wenn der andere nicht annehmen kann. Wir spüren dann, daß wir keine Bedeutung haben für diesen Menschen, dem wir etwas gegeben haben, daß er uns keine Bedeutung gibt oder geben kann. Wir werden vorsichtig sein mit dem uns Geben, anfangen zu „sparen", uns versichern, ob der Empfänger auch ein würdiger Empfänger ist, und damit die ganze Hingabe schon vornherein zum Scheitern bringen, denn Hingabe kann man nicht auf Raten praktizieren. Entweder läßt man sich ergreifen von der Möglichkeit, sich zu geben, und dann ist man verwundbar, damit aber transzendiert man auch das Alltägliche, oder man ist ängstlich darauf bedacht, sich nicht zu vergeben, und dann ist dieses ganze Überfließende, die ganze Kraft, die in der Hingabe erlebbar werden kann, eben nicht erlebbar.

In der Hingabe erleben wir uns selbst als Gebende, als Menschen, die eine Situation verändern können, als reiche Menschen. Wir können aber auch erleben, daß dieser Reichtum nicht gewünscht wird, oder wir können ihn uns selbst nicht gestatten.

Weil wir uns in der Hingabe nicht kontrollieren können, ohne daß die Hingabe den Charakter der Hingabe verliert, ist Hingabe ein echtes Selbst-Erleben, oder sie ist überhaupt nichts. Und deshalb werden alle Zurückweisungen als Hinderung an diesem positiven Selbsterleben als besonders schmerzhaft erlebt.

Echte Hingabe setzt Selbstbehauptung voraus. Es geht darum, dieses Risiko des subtilen Abgewiesenwerdens innerhalb der Hingabe auf sich nehmen zu können, und es gehört auch dazu, daß wir wagen, uns so unverstellt als möglich in die Beziehung einzubringen, mit allem eben, was wir zu geben haben, nicht so sehr mit dem, was wir meinen, daß der Partner meint, daß wir es ihm geben müssen.

Es ist bekannt, daß Menschen mit wenig ausgeprägtem Identitätserleben große Angst haben vor jeder Form von Hingabe, vor Spontaneität, von Emotionen, von Sexualität, weil sie fürchten, ihre Kontrolle und damit sich selbst zu verlieren.

In dem Maße, in dem man sich selbst wieder findet, in dem Selbstbehauptung eigene Möglichkeit ist, kann man sich auch verlieren, das kraftvolle Verlieren in jeder Hingabe nicht so sehr unter dem angstvollen Aspekt der Auflösung des Selbst sehen, sondern als Möglichkeit, sein Selbst *anders* zu erleben. Das Selbsterleben im Verschmelzen mit einem Menschen, mit einer Idee usw. Unter Hingabe verstehe ich nicht das regressive Verschmelzen, sondern ein progressives, zeitweiliges miteinander Einswerden, ein kraftvolles Verschmelzen, das eine neue Situation schaffen kann. Deshalb eben Hingabe an etwas Gemeinsames, das auf die Beteiligten übergreift und einen schöpferischen Prozeß auslösen kann. *Das* Symbol dafür ist natürlich das gezeugte und das empfangene Kind.

Hingabe setzt voraus, daß ich mich ergreifen lasse, damit ich mich verlieren kann, mich einem Erlebnis, einem Menschen, einer Stimmung ganz hingeben kann. Was ergreift uns? Auf der Ebene der Sexualität können wir dieses Ergriffen-Sein wohl am ehesten nachvollziehen. Ich möchte aber Sexualität auf keinen Fall als etwas Abgetrenntes verstanden wissen, als Ort, wo der

Mensch auf eine sehr spezielle Art und Weise Mensch wäre; Sexualität ist unter anderem auch Symbol für zwischenmenschliche Begegnungen überhaupt, wo es immer um Verschmelzen und um Trennung geht. Deshalb haben wir ja nie einfach nur sexuelle Probleme, wir haben Beziehungsprobleme, die sich in der Sexualität ausdrücken.

Wir alle haben das Bedürfnis nach Berührung, nach Kontakt, nach Spüren des anderen Menschen auf jede uns nur mögliche Art. Es ist das Bedürfnis nach Überwinden der Getrenntheit, nach Eins-Sein. Und das ist lustvoll. (Im Jungschen Sinn wäre das die Wirkung des Archetypus des Mysterium Coniunctionis.) Im Offensein auf dieses Bedürfnis des Verschmelzens oder der sexuellen Lust gründet die Möglichkeit zur Hingabe.

Wenn wir diese Bedürfnisse nicht zulassen – nicht nur auf Sexualität bezogen – dann lassen wir uns Hingabe nicht zu. Selbsterleben im Modus der Hingabe wird dann hinfällig.

Hingabe setzt voraus, daß wir soviel Selbstbehauptung haben, daß wir uns ergreifen lassen können. Lassen wir das nicht zu, dann ist Hingabe bestenfalls ideologisch geforderte und vermäntelte Selbst-Preisgabe, Hergabe, Passivität. Lassen wir uns ergreifen, dann erleben wir in der Hingabe die Kraft und den Reichtum des Gebens, wenn wir einen Empfänger finden, der uns in diesem Geben auch eine Bedeutung gibt. Hier liegt das Risiko in der Hingabe, das Risiko zum Vertrauen, Vertrauen zum andern, Vertrauen zu sich, dazu, daß eine subtile Zurückweisung einen nicht zerstören wird. (Wobei Zerstören zur Folge hat, daß ich immer weniger wage, mich hinzugeben.) Hingabe verändert alle, die an ihr beteiligt sind, auch Dinge. Selbsterleben im Modus der Hingabe ist ein Erlebnis von Grenzüberschreitung, von Einheit, das zugelassen werden kann und das notwendig ist als Gegenpol zu unserer Individuation und zu unserer Selbstbehauptung, die sonst in Isolierung mündet und steril werden kann.

Hingabe, Selbstbehauptung und Identität

In jeder offenen Beziehung mit Menschen setzen wir unsere Identität aufs Spiel.

Ich halte Identität für das Ergebnis eines Prozesses, der das ganze Leben weitergeht: Jeder Mensch, mit dem ich in Beziehung trete, gibt mir eine Bedeutung und deutet in der Art, wie er mir begegnet, in dem, was er von mir will und was er mit mir will, was er mir gibt, meine Existenz. Besonders gut erfahrbar wird das, wenn ein Mensch eine Seite in mir anspricht, die ich noch kaum zur Kenntnis genommen habe, und die auf dieses Ansprechen auch wirklich antwortet. In jeder Begegnung setze ich das, was ich zu sein meine, aufs Spiel; das heißt, ich bin offen dafür, daß andere Aspekte meines Selbst wichtig werden. (Wenn diese Offenheit nicht zugelassen werden kann, dann ist der Name Begegnung falsch.) Die Deutung durch den andern beeinflußt wesentlich mein Gefühl der Identität, sei es, daß ein neuer Aspekt von mir für mich auch als echt zu mir gehörend empfunden wird, sei es, daß ich eine Fremddeutung zurückweise, weil ich mich damit eben nicht identifizieren kann. In der Hingabe liegt die Chance, mich selbst immer wieder neu und auch – in gewissen Grenzen – anders zu erleben. Selbstbehauptung heißt dann, diese neue Identität behaupten und sich abgrenzen gegen Seiten, von denen ich fühle, daß der andere sie mir delegiert.

Nun ist das alles im praktischen Vollzug nicht ganz so einfach. Selbstbehauptung – ich habe es schon gesagt – wird als aggressiv erlebt, als Abgrenzen, als Trennen, als Verlust von Liebe, die sich nur als Einklang versteht.

Offene Begegnung, die in Hingabe münden kann, setzt voraus, daß wir auch unsere Aggressionen einbringen, auch feindselige. Wer nur Verschmelzen im Sinn hat, wird wenig übrig haben für die Selbstbehauptung des Partners. Selbstbehauptung als Grenzziehung wird sich immer gegen den Widerstand eines Partners abspielen müssen. Das erleichtert zwar die Grenzziehung, erschwert aber die Beziehung.

Aggression wird dann zur Destruktion, wenn der Partner nicht bereit ist, zumindest diese Aggression ernst zu nehmen. Ich meine natürlich nicht, daß in einer Partnerschaft, in der der Wert der Selbstbehauptung wichtig ist, nun einfach jeder jederzeit seine Bedürfnisse aggressiv ausdrückt; ich meine nur, daß die Bedürfnisse, die Enttäuschungen, auch die Bedürfnisse nach der nötigen Distanz offen im Gespräch sind und daß der andere auch offen dafür ist, sich diese Bedürfnisse anzuhören. Offenheit für Auseinandersetzungen, Werte wie Kompromiß, Solidarität auch im Opfer und im Leiden aneinander, werden dadurch nicht hinfällig, sondern sehr notwendig. Damit, meine ich, verhindert man, daß die Aggressionen, wenn sich ihnen nur eine Wand von Unverständnis entgegenstellt, zu destruktiven Ausbruchsversuchen werden.

Diese Prozesse zwischen Selbstbehauptung und Hingabe, die konstruktive und die destruktive Funktion der Aggression, die damit verbunden ist, zeigt sich im Individuum, in der Partnerschaft, ebensosehr aber auch im Zusammenleben größerer Gruppen.

Probleme von mißverstandener Selbstbehauptung und Hingabe und wie mit ihnen umgegangen wird, möchte ich an einem ausführlichen Fallbeispiel zeigen:

Ein 36jähriger Mann, ich nenne ihn hier Felix, kommt in Analyse, weil er eine Ausbildung macht, bei der eine Analyse zwar nicht erforderlich, aber hilfreich ist. Nebenbei erwähnt er, daß er manchmal verfrüht ejakuliert. Felix ist verheiratet. Sein Partnerschaftsideal, das er mit seiner Frau teilt, ist: möglichst viel Selbstverwirklichung, emotional viel erleben, Sinnlichkeit – in der ganzen Breite der Möglichkeiten – ist sehr erwünscht. „Autonom werden" ist ein Ausdruck, der ganz wichtig ist, Beziehungsintensität ein anderer.

Im Laufe der Analyse kommen wir darauf, daß er immer dann eine verfrühte Ejakulation hat, wenn er seine Frau haßt. Mit seiner verfrühten Ejakulation bringt er seine Frau um den Genuß, er straft sie also. Daß er den Haß auch anders ausdrücken könnte, kommt ihm nicht in den Sinn.

Die Frau bestraft und rächt sich auch. Sie nimmt scheinbar irrtümlicherweise die Pille nicht. Felix möchte keine Kinder haben, aus vielen Gründen. Die Frau wird schwanger, gegen seinen und mindestens teilweise gegen ihren Willen. Sie fühlt sich schuldig. Er versteht die Situation, aber er verzeiht nicht. Seine Form der Selbstbehauptung besteht darin, daß er ihr nicht zuhört, wenn sie etwas sagen will zu ihrer Situation, daß er nicht mehr von sich spricht, also nicht mehr sagt, wie er sich fühlt, sondern daß er Monologe hält über die Unzuverlässigkeit der Frauen im allgemeinen und über die seiner Frau im besonderen. Er sieht sie nicht mehr an, sagt, sie könne ihn nicht mehr erreichen, niemand könne ihn gefühlsmäßig noch erreichen. Er wendet sich sexuell von ihr ab, wenn er merkt, daß seine Frau das Bedürfnis nach Sexualität und nach Zärtlichkeit hat; wenn sie aber kein Kontaktbedürfnis zeigt, dann drückt er aus, wie gern er jetzt eine Sexorgie mit ihr feiern würde.

Sie rächt sich auch. Wenn sie ihn einmal zu Zärtlichkeiten verführen will, dann sagt sie sehr bald: ja so habe ich es eigentlich nicht gemeint. Ich wollte doch nur einen harmlosen Kuß, und du machst so eine leidenschaftliche Angelegenheit daraus. Das ist in unserer Situation für mich nicht drin.

Er phantasiert Szenen, wo sie beide hingebungsvoll in „Körperlichkeit versinken", wo wieder einmal Paradies da ist. Während dieser Phantasie fällt ihm ein, seine Frau könnte vielleicht mehr haben von der Sexualität als er, es mehr genießen – dann hat sie ihm die Phantasie vergällt.

Beide, Felix und seine Frau, sind zutiefst bekümmert über ihre Situation, beide finden, sie hätten zuvor ein so gutes Leben miteinander gehabt, sie hätten so viele Dinge miteinander voll Hingabe machen können, ihre Sexualität wäre sehr lustvoll gewesen ... Für Felix muß seine Frau nur gut sein – sonst ist die ganze Beziehung nichts wert. Wenn die Frau nur gut wäre, dann wäre die ganze Hingabe in Ordnung.

Felix hat starke symbiotische Bedürfnisse; zwar ist ihm Autonomie sehr wichtig, aber er hat Mühe, aggressive Gefühle zu äußern. Der Haß auf seine Frau drückt sich im Körper aus: Er ejakuliert manchmal zu früh. Worauf bezieht sich dieser Haß? Einmal auf die Selbstbehauptungstendenzen seiner Frau. Wenn seine Frau mit andern Menschen zusammen ist und mit ihnen Wesentliches erlebt, dann haßt er sie. Eigentlich ist er neidisch, er möchte für seine Frau alles sein. Dann haßt er sie auch, wenn sie einige ihrer unangenehmen Seiten ins Spiel bringt. Unangenehme Seiten sind für ihn etwa, wenn seine Frau im Gespräch mit Freunden plötzlich sagt, das sei doch alles intellektueller Quatsch, sie wolle Gefühle hören. Er empfindet sie dann, und auch in anderen Situationen, als unangenehm dominierend. Er haßt sie auch, wenn sie schlampig herumläuft. Normalerweise achtet sie auf ihr Äußeres, aber manchmal hat sie Lust, schlampig herumzulaufen.

Einerseits haßt Felix seine Frau für die Selbstbehauptungstendenzen, die er bewußt will und unterstützt, die ihm aber offenbar Trennungsangst verursachen und die ihn vermutlich auch kränken, weil er alles für seine Frau sein möchte, – ein typisch symbiotischer Anspruch. Andererseits haßt er sie dafür, daß sie Verhaltensweisen zeigt, die ihm nicht gefallen, die er weder akzeptieren noch in Frage stellen kann. Gerade die Seiten des Partners, die einem nicht gefallen, bieten eine gute Gelegenheit, sich abzugrenzen und durch einen guten Streit den Weg zu finden, wie damit umgegangen werden kann.

Denn das, was uns mißfällt am Partner, gibt uns die Möglichkeit, unsere Wut, unsern Haß, unseren Neid zu formulieren, damit uns aber auch unverstellt in unserer Aggressivität darzustellen und mitzuteilen.

Felix verdrängt diese Gefühle aber immer wieder. Es ist immer wieder in der Analyse Sache von mir, in der Gegenübertragung diese Emotionen zu spüren und zu formulieren und ihm auch das Gefühl dafür zu geben, daß offene Aggressionen weniger lieblos sind als die destruktiven, die aus den verdrängten Aggressionen stammen. Statt der offen geäußerten Aggression setzt die gegenseitige Straferei ein.

Im Verhalten der beiden wird auf vielen Ebenen der Beziehung klar, wie vergiftend diese heimliche, nicht ausgedrückte Aggression ist. Natürlich tragen beide Partner etwas zu den Schwierigkeiten bei; da ich Felix aber besser kenne, beleuchte ich das Problem mehr von seiner Sicht aus. Er hört nicht zu, wenn sie etwas sagen will. Eine unserer ganz großen Bestrafungsmöglichkeiten. Wir geben dem Mitmenschen die Botschaft: Du hast mir nichts mehr zu sagen und nehmen ihm dadurch die Bedeutung. Er drückt nicht mehr aus, was er fühlt, sondern er spricht über die Frauen im allgemeinen. Er zieht sich in eine falsch verstandene Selbstbehauptung zurück, schließt sich ab, redet über die Beziehung, aber er bleibt nicht mehr in der Beziehung drin. Natürlich muß er sich dann beklagen, daß ihn gefühlsmäßig nichts und niemand mehr erreichen kann. Er hat sich abgeschlossen, seine Hoffnung auf ein Sich-Treffen hat er aufgegeben; er übernimmt aber nicht die Verantwortung für seine isolierte Position, er schiebt die Verantwortung der Frau zu.

Diese Isolierung äußert sich natürlich auch in der Sexualität:

Rückzug, wenn der andere ein Bedürfnis anmeldet. Das tun beide, sie können sich so beide immer stärker in die Isolierung hineintreiben; die Sehnsucht nach Hingabe wird immer stärker werden, bleibt aber vergiftet, wenn die beiden nicht lernen, ihre Aggressionen zu formulieren, denn durch den Entzug der Liebe wird die Autonomie unproduktiv, destruktiv.

Ich wollte an diesem Beispiel zeigen, daß eine Kette von relativ harmlosen destruktiven Aggressionen in eine Situation hineinführen kann, wo beide Partner nur noch destruktiv miteinander umgehen können. Gerade in diesem Beispiel habe ich das Gefühl, daß die auftauchenden Aggressionen gar nicht so sehr davon herrühren, daß der eine Partner von Grund auf zerstörerisch eingestellt wäre. Mir scheint, diese Aggressionen hätten der Abgrenzung dienen müssen, es wären durchaus Aggressionen gewesen im Dienste der Selbstbehauptung. Dann war mir auch wesentlich zu zeigen, daß Aggressionen, die sich darin ausdrücken, daß wir den andern Menschen nicht ernst nehmen, ihm nicht die Beachtung und die Bedeutung, die ihm zukommt, geben, sehr viel zerstörerischer wirken, als etwa eine offene, gehässige, vielleicht sogar handgreifliche Auseinandersetzung.

Beziehungsselbst und individuelles Selbst in ihrer Wechselwirkung

Erwartungen

Was erwarten wir uns für unser Leben, wenn wir uns mit einem anderen Menschen so eng verbinden, daß wir uns als Paar verstehen, in eine Zweierbeziehung eintreten? Unter „Paar" verstehe ich zwei Menschen, die sich sehr nahe fühlen, sich als Paar verstehen wollen. Wenn wir zu zweit sind, ist das einerseits immer eine Verstärkung, wir vermögen mehr zu zweit als allein; andererseits fühlen wir uns zugleich auch in der persönlichen Handlungsfreiheit eingeschränkt. Zu zweit besteht immer auch die Möglichkeit, daß wir einander unsere Existenz bestätigen, daß wir Hinweise bekommen, uns auch angesichts eines anderen Menschen erleben und damit zu uns kommen.

Wenn wir uns als Paar zusammentun, erwarten wir Geborgenheit, Sicherheit, Intimität, Vertrautheit, Zärtlichkeit, Sexualität, Liebe, Zusammengehörigkeit, immerwährende Faszination, oder alles miteinander? Steht dahinter die Idee, daß alle Bedürfnisse befriedigt werden sollen, die Utopie von immerwährendem Glück? Natürlich wissen wir alle, daß Geborgenheit in einer Paarbeziehung neben Ungeborgenheit steht, Sicherheit neben Unsicherheit, Vertrautheit neben Fremdheit usw. Und dennoch: Werden diese Ideale in Paarbeziehungen, die ich angesprochen habe, so gar nicht erfüllt, dann reagieren wir mit Enttäuschung, denken, irgend etwas könne da nicht stimmen. Und so muß man sich fragen, ob sich nicht ein Mythos um die Idee der Paarbeziehung rankt, der attraktive Teil eines Mythos.

Mein Thema kann doppelt verstanden werden: Es kann dabei um den Mythos gehen, den man mit der Paarbildung verbindet, und mit dem dann die alltägliche Wirklichkeit des Zusammenlebens kontrastiert; man kann sich aber auch mit mythologischen Paaren beschäftigen. Paare, die in Mythen beschrieben sind, haben immer auch mit unserer alltäglichen Wirklichkeit etwas zu tun; sie wirken als Modelle für die Paarbildung, nähren unsere Phantasien von Beziehung und sind nicht zuletzt mit beteiligt daran, wenn wir an unsere Beziehungen so hohe Ansprüche stellen.

Mythen

Mythen sind Geschichten. Sie handeln von Menschen, und sie handeln von Göttern, sie beschreiben das Selbstverständnis des Menschen in der Beziehung zu sich selbst, zur Welt und zu den Göttern, und es handelt sich dabei meistens um existentielle Probleme, die dargestellt werden in einer Geschichte, die uns bildhaft anmutet. Wenn Mythen uns heute noch bewegen, dann bedeutet das, daß diese Bilder, die gebraucht worden sind, um eine menschliche Wirklichkeit auszudrücken, auch immer noch Bilder in unserer Seele ansprechen, daß sie Phantasien in uns auslösen, daß sie unsere Emotionen betreffen. Wenn unsere Emotionen betroffen sind, dann verspüren wir auch einen Anreiz zur Gestaltung, sei es nun auf der Phantasieebene oder auf der Ebene konkreten Handelns. Wenn uns also Mythen von Paaren noch ansprechen, dann heißt das, daß hinter unseren Paarbeziehungen solche Bilder immer noch wirksam sind, wobei für verschiedene Menschen in verschiedenen Lebensphasen unterschiedliche mythologische Paare bedeutsam sein können. Paare in der Mythologie, die Heilige Hochzeit halten, sind Götterpaare; es sind nicht Heldenpaare: Liebe ist letztlich etwas Göttliches, mit unserem „heldischen" Willen werden wir auf diesem Gebiet recht wenig Erfolg haben. Liebe ist also nicht machbar, sie ereignet sich. Im Beziehungsbereich allerdings, und das ist der Bereich der alltäglichen Wirklichkeit, da können wir mit Achtsamkeit, mit unseren Vorstellungen, mit unseren Wünschen, Beziehung gut zu gestalten, viel erreichen.

Das wohl bekannteste Paar in der Mythologie, das die Heilige Hochzeit feiert, ist Shiva und Shakti; bekannt sind auch Ishtar und Tammuz, Zeus und Hera usw. In der Heiligen Hochzeit vereinigen sich ein Gott und eine Göttin; wenn sie zusammenkommen in der Liebe, vereinigen sich auch Himmel und Erde, und als

Symbol des Prozesses der Vereinigung fängt das ganze Grün wieder an zu sprießen, dann wird wieder alles lebendig, dann wird Frühling. Im Mythos von der Heiligen Hochzeit, der ein Modell für die Paarbildung ist, ist dieses Aufbrechen des neuen Lebens ausgedrückt, eine neue Fruchtbarkeit: Der immer wieder neue Ursprung des Lebens ist darin beschrieben, ein immer wieder möglicher Neuanfang und die ewige Fruchtbarkeit des Lebens, die Erhaltung des Lebens. Diese Mythen von der Heiligen Hochzeit sind oft auch Schöpfungsmythen, und das erstaunt uns nicht, weil da ja wirklich etwas Neues geschaffen wird; und wenn wir sterblichen Menschen von der Liebe erfaßt sind, dann ist auch das eine Phase, in der Schöpferisches in uns aufbricht, eine neue Welt wird, diese Mythen sind auch für sterbliche Menschen erlebbar. Sprechen uns diese Mythen von der Heiligen Hochzeit noch an, dann heißt das, daß sie archetypische Modelle sind für unsere Phantasien, Sehnsüchte, Visionen, Wünsche, die wir an die Partnerschaft herantragen und die wir natürlich, weil wir keine Götter und Göttinnen sind, mit Alltagsleben zusammenbringen müssen.

Ein Mythos der Heiligen Hochzeit – Ein Schöpfungsmythos

In mythologische Geschichten müssen wir uns einfühlen; gelingt uns das nicht, so bleiben sie oft klischeehaft. Wenn es uns gelingt, uns die Geschichte bildhaft vorzustellen, dann ergreift uns die Emotion, und wir werden dem Mythos etwas gerechter.

Shiva und Shakti [1]

In der indischen Mythologie sind Brahma, Vishnu und Shiva drei Aspekte der Muttergöttin Maya: Die Muttergöttin Maya ist der alles gebärende Schoß, die allnährende Brust und das alles verschlingende Grab. Sie ist im Grunde genommen alles, und Brahma, Vishnu und Shiva sind drei Aspekte dieser Muttergöttin, wobei jeder ganz bestimmte Funktionen hat. Brahma ist der Schöpfer, er ist zuständig für die schöpferischen Gebärden,

---

[1] Zimmer, H. (1977) Abenteuer und Fahrten der Seele. Vier Episoden aus den Sagen um die Göttin. Köln, S. 250–304.

Vishnu ist der Erhalter des Lebens und Shiva ist der Zerstörer. Der Zerstörer ist absolut wichtig, um den Fluß des Lebens wirklich in Fluß zu halten, ohne Zerstörung gibt es keine Neuschöpfung.

Indem sich Brahma auf seine Tiefe konzentriert, schafft er aus seiner Imagination Götter und Menschen. Als er sich während seines Schöpfungsaktes wieder auf seine Tiefe besinnt, da springt die herrlichste dunkelhäutige Frau aus seiner Vision heraus, und alle schauen sie gebannt an, fragen sich, welche Aufgabe ihr bei der Weltentfaltung zufalle. Brahma bebrütet weiter seine Tiefe, und da kommt ein ebenso schöner Mann aus seiner Imagination hervor, mit einem Bogen aus Blumen mit fünf Blumenpfeilen. Das ist der Liebesgott, und ihm wird gesagt, er solle Männer und Frauen betören mit diesen Blumenpfeilen, und indem er Männer und Frauen betört, kann er die dauernde Schöpfung in Gang halten. Die Liebespfeile wirken auch auf die Götter. Der Liebesgott probiert seine Pfeile sofort aus, es funktioniert. Er hat ein wunderbares Selbstgefühl, als er sieht, daß alle Menschen in Liebe geraten; er findet, daß er seine Arbeit gut verrichten kann. Aber Shiva ist nicht anwesend, er ist in der Versenkung, er betet das unendliche Wesen an, und er hat für dieses erotische Treiben nichts übrig. Brahma berät sich nun mit allen und fragt, was zu tun ist. Nimmt Shiva keine Frau, dann kann die Entfaltung der Welt nicht weitergehen. Sie entschießen sich, Maya zu bitten, als Frau geboren zu werden und Shivas Frau zu werden. Brahma konzentriert sich 36000 Jahre lang auf Maya; 36000 Jahre lang stellt er sich Maya vor, und dann erscheint sie ihm.

Sie ist bereit, als Shakti geboren zu werden. Sie wächst schnell auf, vergleichbar den Hexentöchtern in den Märchen, die ganz schnell groß werden, sozusagen ein göttliches Kind. Sie zeichnet immerzu Shivas Bild, und als sie erwachsen ist, widmet sie sich 12 Monate in Andacht dem Gott, den sie so sehr verehrt. Brahma ist zufrieden; die Entfaltung der Welt kann ihren Lauf nehmen. Er zeigt sich mit seiner Frau auf dem Himalaya, und Shiva hat zum erstenmal das Gefühl, eine Ehe wäre vielleicht doch nicht allzu schlecht für ihn. Er fragt Brahma, ob er denn eine Frau wüßte, die die höchste Schau mit ihm teilen könne, und Brahma spricht von Shakti. Shiva erscheint nun Shakti, er weiß, daß sie ihn verehrt, er weiß auch, daß sie möchte, daß er sie liebt, aber er will, das Shakti es ihm selber sagt, daß sie ausdrückt, was sie sich wünscht. Und nun sieht der Liebesgott zum erstenmal eine verletzbare Stelle bei Shiva, den Wunsch, eine Frau zum Sprechen zu bringen. Er schießt einen Pfeil, und der erste Pfeil bewirkt Erregung; in Erregung starrt Shiva nun Shakti an, er vergißt die ganze geistige Schau und das höchste Wesen, da trifft der Liebesgott noch einmal, und Shiva sagt nur noch: „Sei mein Weib, sei mein Weib!" Und jetzt mußt alles furchtbar schnell gehen. Shakti muß nach Hause gehen, zu ihren Eltern, damit die Heirat arrangiert werden kann. Die erste Trennung, die jetzt statttfindet, ist bereits schwierig für Shiva, er muß das innere Bild von Shakti heraufbeschwören, um überhaupt die Zeit überbrücken zu können, bis Shakti wieder kommt. Es wird dann Hochzeit gefeiert, und nach der Hochzeit gehen die beiden auf dem Stier Nandi unter dem Jubel der Götter, der Dämonen und der Wesen in den Himalaya, und mit ihnen zieht auf dem Himalaya der Liebesgott und auch der Frühling ein. Shiva und Shakti haben großen Gefallen aneinander. Als aber die heiße Jahreszeit kommt, sagt Shakti, sie möchte ein Haus haben. Und Shiva sagt, er habe kein Haus und könne ihr auch kein Haus bieten, er geht mit ihr unter die Schattenbäume. Als die Regenzeit kommt, sagt Shakti wieder, sie möchte ein Haus haben. Aber Shiva sagt, er habe kein Haus und könne kein Haus bauen, und er hebt sie über die Wolken und lebt und liebt mit ihr über den Wolken weiter. Shivas Herz war ganz von Shakti erfüllt, er konnte an nichts anderes denken, kannte das höchste Wesen und die Versenkung nicht mehr, und Shaktis Blick hing unverwandt an ihm. „Der unversiegliche Strom seiner Leidenschaft nährte den Baum ihrer Liebe, daß er seine Krone breitete in ihrer Vereinigung ohne Ende."

Die beiden sind ein Paar, das sich selbst genügt. Sie sind ineinander Genügte. Sie haben das Ideal des Aufhebens allen Getrenntseins. Sie sind ja auch ein Symbol für die ewige Umarmung geworden – eigentlich nicht ganz zu Recht, wenn man den Fortgang des Mythos auch bedenkt –, dadurch aber ein Symbol einer Ganzheit, das immer in der mythologischen Hochzeit ausgedrückt ist, sie transzendieren sich zudem als Einzelwesen. Sie transzendieren auch alltägliches Leben, sie leben intensiv und sind der Zeit enthoben. Man kann sich natürlich fragen, ob diese ewige Umarmung mit der Zeit nicht auch langweilig wird, aber davon spricht der Mythos nicht. Eine Beziehungsgeschichte haben die beiden nicht, und sie haben in diesem Zustand auch kein Kind. Die Trennungswünsche bei diesem so ganz vereinten Paar werden immer von Shakti geäußert: Sie möchte wenigstens ein Haus haben. Wenn Menschen so ineinander Genügte sind, sich so ganz und gar genügen, dann ist Trennung ein Problem, und es ist sehr deutlich, daß Shiva mehr Angst hat vor der Trennung. Er hatte ja schon ein erstes Problem mit der Trennung zu bestehen, kurz nachdem er Shakti begegnet ist. Aber das Thema der Trennung wird noch viel drastischer in diesem Mythos ausgedrückt, und mir scheint wichtig zu sein, diesen Teil des Mythos auch anzufügen. Bei den Mythen der Heiligen Hochzeit haben wir die Tendenz, sie mit der ewigen Umarmung enden zu lassen; das stimmt aber nicht, sehen wir die Mythologeme wirklich an. Das Thema der Trennung ist immer auch ausgedrückt: Trennung durch zeitweiligen oder überdauernden Verlust oder, wie bei Zeus/Hera, Trennung und gleichzeitig Nähe durch den ständigen Streit, den sie haben. Es geht bei der Heiligen Hochzeit nicht nur um die ewige Umarmung und das Neuwerden, sondern es geht um die Spannung zwischen dem schöpferischen Neuwerden und der Trennung.

Die Trennung

Der Vater von Shakti macht ein Opferfest. Alle sind eingeladen, außer Shiva und Shakti. Shiva, als Zerstörer mit Opferschale, erinnert an den Tod, ihn und seine Frau will der Vater von Shakti nicht dabei haben. Shakti reagiert mir Wut darauf. Sie macht sich klar, daß sie Shiva noch kein Kind geboren hat und entschließt sich, in irgendeiner Form wiedergeboren zu werden, um dann mit Shiva noch ein Kind zu haben. Dann schließt sie aber alle ihre Tore: die Tore der Sinne und die Tore des Leibes, hält den Atem an und zersprengt ihren Leib vor Wut. Und nun ist die große Trennung da. Shiva kann es zuerst nicht glauben. Er verbrennt den ganzen Opferplatz vor Wut, er ist zornig, hegt Rachegefühle, schmerzliche Gefühle durchbohren ihn. Der Liebesgott ist zudem anwesend und schießt ständig mit neuen Pfeilen! Also noch mehr Liebe, noch mehr Sehnsucht erfassen Shiva; ein absolutes Wirrsal der Gefühle überflutet ihn. Liebe und Tod sind nun also das Thema. Shiva nimmt den Leichnam der Shakti auf seine Schultern, weil er sich nicht trennen will, und wandert und trauert. Er ist unansprechbar. Die Götter beginnen sich zu sorgen. Brahma und Vishnu stehlen sich in die Leiche hinein und lassen immer ein Stück von der Leiche wegfallen. Als der Kopf wegfällt, bleibt Shiva stehen, voll Schmerz und Scham; die Götter wollen ihn trösten, er erstarrt aber einfach zu einem Lingam, zum Symbol der Zeugungskraft. Da seine Tränen die ganze Welt verbrennen, bitten die Götter, er solle seinen Schmerz fahren lassen, sich auf das höchste Wesen besinnen. Shiva willigt ein, sagt aber, er könne jetzt nicht allein sein und bittet Brahma, ihn zu begleiten. Brahma begleitet ihn zum See der Einsamkeit, und dort versenkt sich Shiva, und nach langer Zeit erscheint ihm der Gott Himalaya und seine Frau Meneka mit einer Tochter, der wiedergeborenen Shakti. Shiva und Shakti sind wieder vereint und haben dann auch miteinander ein Kind. Von dieser Wiedervereinigung weiß man wenig.

Bemerkenswert ist, daß in diesem Mythos ein Trauerprozeß sehr präzis beschrieben wird.

Die Aktualität des Mythos

Wenn wir uns mit der Heiligen Hochzeit beschäftigen und postulieren, daß diese archetypischen Symbole der Heiligen Hochzeit hinter unseren Paarphantasien stehen, dann müssen wir bedenken, daß es dabei nicht nur um die Liebe, sondern auch um den Tod geht. Es geht nicht nur um die Idee, im Glück vereint zu sein, sondern immer zugleich auch um die Angst vor Trennung und um das Erleben von Trennung.

Sind Shiva und Shakti „nur" ein mythologisches Paar, oder existieren in heutigen Menschen tatsächlich Bilder, die diesem oder auch einem anderen Mythos von der Heiligen Hochzeit entsprechen? Der Mythos von Shiva und Shakti scheint unseren Liebesphantasien in irgendeiner Form immer zugrunde zu liegen. Wenn diese mythologischen Bilder unseren Phantasien von Beziehung zugrunde liegen, müssen sie in etwa auch in Träumen und Phantasien von heute lebenden Menschen nachweisbar sein.

Ein erster Traum stammt von einem 38jährigen Mann, der sich wider Willen verliebt hat. Er hat eine Frau getroffen, war sofort heftig von ihr fasziniert und sagte: „Nein, das nicht schon wieder!", und zwar deshalb, weil er gerade eine Trennung hinter sich hatte und sehr sicher wußte, daß Liebe immer mit sehr viel Schmerz verbunden ist. Er wollte einmal ein paar ruhige Jahre haben und seiner Arbeit nachgehen. Aber er war fasziniert und zugleich überzeugt davon, daß er dieser Faszination nicht nachgeben werde; er hatte auch viele gute Gründe dafür, ihr nicht nachzugeben. Und er träumte:

„In meinem Traum war ein Paar unter einem riesigen Baum. Es regnete, glaub' ich, aber es brannte auch ein Feuer. Das war wirklich so. Ich habe ganz gebannt zu diesem Paar hingeschaut. Es packte mich wie ein Blitz, ich war atemlos. Ein Gefühl von Ganzheit, von Glück, von Liebe durchflutete mich. Irgendwie war es einfach göttlich."

Der Mann erzählte diesen Traum sehr betroffen, sehr ergriffen: „Der Mann hatte etwa meine Gestalt, aber er war auch anders, er war irgendwie lebendiger, als ich es bin", und dann sagte er: „Es ist sonderbar, aber dieser Mann trug einen Ring, den ich auch trage ... Also dieses Paar da, da muß irgendwie ich dabei sein, aber ich bin es auch nicht, ich schaue ja auch zu. Die Frau, das könnte diese Frau sein, die ich jetzt eigentlich nicht sehen will, weil sie mich zu sehr fasziniert, aber es ist auch nicht diese Frau, sie ist irgendwie perfekter, es stimmt nicht ganz." Und dann fügt er nachdenklich an: „Da paßt einfach das Wort ‚göttlich'." Das war ihm peinlich; er ist ein Mensch, der das Wort göttlich eigentlich nicht braucht. Und wieder sagte er: „Das ist wie das Erlebnis des Göttlichen, das war ganz sexuell und ganz göttlich." Er war tief ergriffen von seinem Traum.

Dieses Paar könnte – wenn ein solcher Traum einer Deutung bedürfte – als Symbol des Selbst im Jung'schen Sinn verstanden werden, ein Symbol des Mysterium Coniunctionis, das Geheimnis der Verbindung von Gegensätzen und zwar sowohl von der Emotion der Ergriffenheit, von der Betroffenheit, als auch von der bildnerischen Gestaltung her. Die Verbindung von Wasser und Feuer, die Verbindung des Paares symbolisieren die Vereinigung der Gegensätze, daraus soll das neue Kind werden, die neue

Schöpfung. Das Selbst im Jung'schen Sinn meint nicht nur die bewußte Persönlichkeit, sondern auch die ganze unbewußte Persönlichkeit, die wir auch sind, etwas, was uns in Vergangenheit, Gegenwart und Zukunft umfaßt. Das Selbst wird einerseits als spiritus rector der Persönlichkeit gesehen, also als das, was uns ins Leben hineinträgt und andererseits auch das, was letztlich unser Leben werden soll, eben, wir, unverwechselbar jeder, wie er/sie selbst gedacht ist. Das Selbst wird denn auch definiert als Einheit und Ganzheit der Gesamtpersönlichkeit, und insofern es eben oft eine Vereinigung von Gegensätzen darstellt, kann es, symbolisch, als geeinte Zweiheit erscheinen, als Yang und Yin, als ein Mann/Frau-Paar, aber auch als Brüderpaar oder als Schwesterpaar[2]. Die Sehnsucht nach unserer Ganzheit kann sich oft in einer erotischen Phantasie ausdrücken, in der Sehnsucht nach einem geliebten Menschen, die auch dann nicht gestillt ist, wenn dieser Mensch anwesend ist, wenn man sogar in einer liebenden Beziehung zu ihm/zu ihr steht.

Daran wird deutlich, daß es bei der Liebessehnsucht letztlich nicht nur um das Wohlbefinden des Ich, nicht nur um das Verbundensein mit einem Du geht, sondern daß darüber hinaus durch diese Beziehung das Selbst erlebt wird, eine Dimension des Lebens erlebt wird, die beide Beteiligten weit übersteigt. Damit steht im Zusammenhang, daß eine sexuelle Vereinigung durchaus auch als geistig erlebt werden kann, oder daß Mystiker und Mystikerinnen immer wieder ihre Vereinigung mit Gott mit erotisch-sexuellen Ausdrücken schildern[3]. Symbol für diese Liebessehnsucht und Liebeserfüllung kann ein heiliges Paar sein. Weder im Ich noch im Du, sondern im Symbol der Vereinigung wird das Selbst erlebbar. Das Erlebnis des göttlichen Paares als Symbol ist nicht von der Erfahrung von etwas Göttlichem zu trennen, es ist Ursache dafür, daß uns dann alles so seltsam heil und heilig wird, daß wir Alltag transzendieren, daß wir über den Alltag hinausschwingen können, daß wir das Gefühl von „ewig" haben. Dieses

---

[2] Jung, C. G. (1921/1967) Psychologische Typen. Ges. W. Bd. 6. Zürich, S. 512. Ders. (1968) Mysterium Coniunctionis, Ges. W. Bd. 14/2. Zürich, S. 313, 326.

[3] Jung, C. G. (1971) Praxis der Psychotherapie. Ges. W. Bd. 16, Olten, S. 248, 260. Ders. (1981) Das symbolische Leben. Ges. W. Bd. 18/2. Olten , S. 485 f.

Gefühl von „Ewigkeit“ kann sich dann so niederschlagen, daß wir dem Menschen, der diese Gefühle ausgelöst hat, versprechen, ewig treu zu sein oder, daß diese Gefühle der Liebe ewig andauern werden. Es eignet der Liebe dieses Gefühl des aus der Zeit Herausgehoben-Seins, und da kann Sexualität genau so ein geistiger Akt sein, wie ein sexueller Akt auch als geistiger Akt verstanden wird. Dieses Gefühl der Ganzheit, das Gefühl, das die Konstellation des Selbst begleitet – wobei das Selbst sich auch in anderen Konfigurationen zeigen kann als im Mysterium Coniunctionis –, kann vom Gefühl, daß die Sehnsucht nach etwas Göttlichem im Moment befriedigt ist, kaum unterschieden werden.

Ich möchte einen zweiten Traum anfügen, der zeigt, daß die Mythen der heiligen Paare auch heute erlebbar sind. Es geht um den Traum einer 58jährigen Frau. Sie war und ist Lehrerin, hat das Gefühl, sie habe viel Liebe in ihrem Leben gelebt, aber nicht *die* Liebe erfahren. Sie war nie so in einen Menschen verliebt, daß sie alles hingeworfen hätte, um mit diesem Menschen zusammenzusein. Das wurde ihr anläßlich einer Therapie bewußt; sie war sehr traurig darüber, auch voll Sehnsucht und versuchte, ihren gegangenen Weg als ihr Schicksal zu akzeptieren: „Liebe kann offenbar auf verschiedene Arten gelebt werden, und wenn die große Liebe zu einem Menschen nicht sein darf in meinem Leben, dann will ich es akzeptieren.“ Ihr Traum:

„Jemand öffnete ein Buch. Ich denke, es könnte eine Bibel sein. Es ist ein Bild da: ein Paar, das ganz innig ineinander versunken ist, ohne sich zu halten. Das Bild zieht mich sehr an. Ich schaue es lange an. Da werden die beiden lebendig. Der Mann gleicht König David, die Frau ist ein wenig wie Bath-Seba. Aber eigentlich hat sie die Körperformen von mir, seltsam, ich bin doch keine Bath-Seba. Ich bin ergriffen von dem Traum, und ich erwache voll Liebe.“

Sie erzählt dann, daß sie sich jetzt noch voll Liebe fühle, ohne daß ein konkreter Mensch da sei, den sie liebe, sie quelle von Liebe über und habe nun das Gefühl, das Erlebnis „Liebe“ doch noch zu haben. Diese ihre Gefühle waren auch für mich erlebbar. Sie beschrieb ihre Gefühle: „Irgendwie habe ich das Gefühl, daß jetzt, für einen Moment, alles einmal ‚ganz‘ ist. Ich bin einverstanden mit mir und dem Leben, mit allem Schweren und allem Schwierigen. Ich habe mich auch sofort ganz schöpferisch gefühlt.

Ich fing an, über David zu phantasieren, mir zu überlegen, wie das wäre, wenn ich einen Mann fände wie David. Dann hab' ich mir gedacht, daß das vielleicht in der Phantasie doch schöner ist als in der Realität. David muß doch noch recht schwierig gewesen sein. Ich fing dann an, David zu zeichnen." Zunächst phantasierte die Frau „ihren" David und gestaltete ihn auch. Zögernd näherte sie sich auch der inneren Gestalt der Bath-Seba. Sie gestand sich ein, daß sie sich eigentlich immer verboten hatte, so verführerisch zu sein, usw. Die Beschäftigung mit diesen Gestalten der Bibel, die so sehr innere, erlebbare Gestalten wurden, dauerte fast ein Jahr.

Der Archetypus der Heiligen Hochzeit, das göttliche Paar, kommt in Träumen vor im Zusammenhang mit Liebe, aber auch im Zusammenhang mit Trauer um nicht gehabte Liebe; es kann auch vorkommen, wenn wir uns in irgend etwas verlieben. Begleitet ist diese Konstellation vom Gefühl des Ganzseins, des Ergriffenseins: von Liebe, die zu Alliebe werden kann. Ideen, daß ein neuer Aufbruch möglich wird, sind erlebbar, und sehr leicht wird dieses Erleben mit dem Bild und der Erfahrung des Göttlichen in Verbindung gebracht. Dieser Archetyp der Heiligen Hochzeit setzt aber auch immer die Imagination frei, die Phantasie. Im Alltag entspricht dieser Erfahrung, daß die Gesten der Liebe sehr viel zahlreicher werden, die Zärtlichkeit, die Achtsamkeit mehr sind. Es wird sehr viel mehr das Du in allen anderen Menschen gesehen und weniger das Ich: Es ist ein Erlebnis des Transzendierens. Es ist keine nur private Angelegenheit, ob wir diesem Archetypus, wenn er konstelliert ist, auch Raum geben oder nicht; es wäre wunderbar, wenn mehr Menschen ab und zu von diesem Archetypus ergriffen wären. Dieser Archetypus bestimmt unser Leben nicht dauernd, auch wenn er uns die Idee von Ewigkeit vermittelt; Gefühle der Trennung sind schmerzlich damit verbunden. Auch wenn diese Gefühle der Ergriffenheit Gefühle des Momentes sind, können sie unser Alltagsverhalten in großem Maße beeinflussen. Wir sprechen so leichthin über Vereinigung der Gegensätze – ein Thema dieser archetypischen Konstellation –, in unserem Alltagsleben werden aber die Gegensätze sehr wenig vereinigt, unser Alltag ist sehr viel mehr auf Rivalität ausgerichtet: statt Vereinigung der Gegensätze Kampf der Gegensätze: wer gewinnt, wer verliert, wer bleibt oben, wer muß nach unten, und das kann ja dann auch einmal auf Leben und Tod gehen. Wir kranken sehr an diesem Denken in Rivalitäten, und diese archetypische Konstellation der Vereinigung der Gegensätze wäre die Möglichkeit, daß die Gegensätze aufgehoben werden oder in einen Dialog treten könnten, zumindest für eine kürzere Zeit. Auch wenn wir wieder in den alten Zustand zurückfallen, müssen wir niemals die Erinnerung an diese Bilder, an diese Gefühle opfern. Selbst dann, wenn diese Bilder uns nicht aktuell ergreifen, können wir uns daran erinnern, welche Gefühle sie ausgelöst haben. Vorbilder sind da die Mystiker. Es gibt einen wunderschönen Text von Bernard de Clairvaux über das Hohe Lied: Er beschreibt, wie ihm die Liebe abhanden kommt, und wie er mit aller Kraft seines Herzens, mit all seiner Sehnsucht, die ihm möglich ist, die Liebe zurückruft, um nicht in der Traurigkeit zurückzubleiben[4]. So können wir nur reagieren, wenn wir der Sehnsucht Raum lassen, wenn wir die erhebenden Momente in unserer Erinnerung, in unserer Phantasie behalten und sie uns wieder wünschen.

Die Bilder der Heiligen Hochzeit, diese Bilder der Gegensatzvereinigung, als eine Ausformung des Erlebnisses des Selbst, können wir also durchaus erleben, und wir erleben sie dann am meisten, wenn wir verliebt sind. Als Bilder der Liebe werden sie sich dann äußern, wenn wir verliebt sind. Wenn wir uns verlieben, verändern wir uns ja auch sehr. Wirkt ein Mensch plötzlich sehr verändert, erkundigen wir uns nicht etwa danach, ob er/sie eine neue Arbeit habe, sondern ob er/sie sich verliebt habe.

Beziehungsphantasien[5]

Wenn wir verliebt sind, dann spüren wir in einem Partner/einer Partnerin die besten Möglichkeiten, die er oder sie hat, und wir haben das Gefühl, daß auch die besten Möglichkeiten in uns angesprochen werden. Es ist also eine Phase der ganz großen Bestätigung. Wir finden heraus, welche Seiten ein Mensch in uns belebt oder welche Saiten er oder sie zum Klingen bringt, und dieses Ge-

---

4 Saint Bernard, Gilson, E. (Hrsg.) (1949) Saint Bernard. Paris, S. 292ff.

5 Kast, Verena (1984) Paare. Beziehungsphantasien oder Wie Götter sich in Menschen spiegeln. Stuttgart, S. 9ff.

fühl, so in einer Beziehung drin zu stehen, daß eben die besten Möglichkeiten in einem belebt werden, beglückt uns zutiefst.

Möglichkeiten, die noch verschwiegenen Bildern unserer Seele entsprechen, die wir nur ahnen, werden angesprochen; das gibt uns dieses Gefühl des Glücks, der Liebe, der Hochstimmung, der Ganzheit und auch das Gefühl, daß nun Gewordenes gesprengt werden kann, daß Neues wird, und wenn wir uns so phantasieren, dann phantasieren wir natürlich auch die Beziehung zu diesem Menschen. Indem wir die besten Möglichkeiten in einem Menschen erkennen und in ihm ansprechen, gewinnen wir als die Liebenden Teil an ihm, und es werden auch in uns Aspekte wach, die über das hinausgehen, was wir geworden sind, worauf wir uns festgelegt haben. Was wir in einem geliebten Menschen sehen, mag ein fundiertes Wunschbild seiner selbst sein, das eben der Phantasie eines liebenden Menschen bedarf, um es ins alltägliche Leben zu inkarnieren – es kann aber auch bloß ein Wunschbild des Liebenden sein. Allerdings wird dann die Ernüchterung recht schnell folgen, die Enttäuschung sich einstellen. Wenn wir nur unser Wunschbild im Partner/ in der Partnerin sehen, dann meinen wir diesen/diese nicht wirklich, werden wir mit unserer Phantasie auch kaum Liebe auslösen. Natürlich sind in jeder Beziehung auch solche, nur eigene, Wunschbilder beteiligt, die am Wesen des Partners vorbeigehen; aber Liebe ereignet sich dort, wo zuallererst und darüber hinaus wir etwas vom Wesen des Partners erkennen, was ihm selbst verborgen oder nur ahnungsweise bewußt ist. In den Beziehungsphantasien projizieren wir also nicht nur das, was uns fehlt und was uns aus unserer eigenen Psyche am anderen entgegenwächst, in den anderen hinein; der geliebte Mensch ist nicht nur einfach ein Spiegel, an dem wir zu uns selbst kommen können. In der Liebe sehen wir vielmehr die besten Möglichkeiten in einen Partner hinein und geben ihm durch unsere Liebe auch das Gefühl, daß er sie verwirklichen kann. Und wenn wir wirklich lieben, werden wir ihm auch verzeihen, wenn er in der Realisation seiner besten Möglichkeiten weit hinter ihnen zurückbleibt, und wir werden es auch uns selbst verzeihen. Wir werden vielleicht gerade dadurch, daß wir uns später noch an die Gesten der aufbrechenden Liebe erinnern, an die schöpferischen Gestaltungen, auch immer wieder daran denken, daß wir solche schöpferischen Phantasien, solche erwartungsvollen Gefühle mit diesem Menschen für ihn und für uns verbunden haben und daß der Anreiz, sie zu realisieren, so lange besteht, wir wir sie in unserer Phantasie aufrechterhalten. Das ist nicht als ein imaginativer Gewaltakt zu verstehen, es ist ein Aspekt der Liebe selbst, daß sie im geliebten Menschen viele Möglichkeiten sieht, die dem, der nicht liebt, verborgen bleiben. Das mag von außen als die Blindheit der Liebe erscheinen, von innen ist es die Sehergabe, die Chance der Liebe, Bestätigung, Hoffnung, Veränderung.

Wir alle wissen, daß wir zu Beginn einer Beziehung ausgesprochen phantasievoll sind, da fällt uns alles mögliche ein. Wir wissen auch, daß sehr oft einige Zeit später wir genauso phantasielos sind und uns überhaupt nichts mehr einfällt. Diese Vision des Anfangs aber, die kann man oft an den schon gestalteten Phantasien auch nachher wieder aufleben lassen. Diese Anfangsphase ist eine Phase der umfassenden Bestätigung, wir bestätigen einander großzügig, aber wir wissen, daß es dann auch eine Zeit gibt, wo wir einander diese Bestätigung versagen. Viele der Probleme, die Paare miteinander haben, haben auch damit zu tun, daß wir diese Bestätigung uns erhalten möchten. Sagen wir zum Beispiel: „Ich hab' dir nichts mehr zu sagen", kann das auch heißen: „Ich darf dir nichts mehr sagen." Man darf diesem Du nichts mehr sagen, weil das, was man zu sagen hätte, keine Bestätigung mehr ist, deshalb mit Schuldgefühlen verbunden. Aber auch hier gilt: Es gibt eben nicht nur das Bild der Vereinigung, das Bild des Glücks von den beiden, die so glücklich vereint sind; es gibt auch das Bild der Trennung, sogar im Mythos.

Diese Beziehungsphantasien sind von vielen Aspekten abhängig: von der Eltern-Beziehung, von frühen Beziehungen, die Wohlbefinden gegeben haben, von gesellschaftlichen Normvorstellungen, wie sie etwa im Fernsehen und im Kino gezeigt werden, aber auch von archetypischen Bildern. Diesen idealisierenden Bildern der Beziehungsphantasien liegen die mythologischen Bilder der Heiligen Hochzeit zugrunde. Mit dieser archetypischen Ebene hängt eben auch zusammen, daß wir in der Liebe den Partner, aber auch uns selbst, als Liebende so sehen, wie Gott uns gemeint haben könnte, viel absoluter, „heiliger", heiler. Das Stimulierende an der Liebe ist, daß sie uns in Beziehungsphantasien selber in neuem Licht zeigt – und uns auch über uns hinauswachsen läßt. Das Ernüchternde hängt natürlich auch damit zusammen: Wenn wir diese Bilder nicht mehr aufrechterhalten können und anfangen, einander aus Enttäuschung zu entwerten, dann folgt der Absturz. Wenn die Bilder der Öffnung und des Aufbruchs, wie sie der ersten Phase der Liebe entspringen, zu einem enttäuschten „So bist du wirklich und nur so" werden, zu einem verengten Bild des Partners/der Partnerin, wird der anfängliche Raum der Freiheit zu einem Gefängnis. Bei diesem Erleben stellt sich die Frage, ob wir den Raum der Beziehungsphantasien in ihrem Wert als solche erkennen und stehen lassen können oder ob wir fordern, daß sie materialisiert werden, sich auszahlen, eingelöst werden. Diese Beziehungsphantasien sind Visionen, sie haben große Wirkung auf uns, wenn sie lebendig sind, wir können uns auch an sie zurückerinnern, sie wieder lebendig werden lassen.

Visionen können nie in der Realität ganz eingelöst werden. Es ist ohnehin problematisch, daß wir die Visionen immer daran messen, ob sie sich im Alltag verwirklicht haben; damit gehen wir am Wesen der Vision vorbei. Die Vision ist ein Leitbild; sie hat die Funktion, uns Ideen zu geben, uns hinauszuziehen aus der Gegenwart in die Zukunft, uns eine Hoffnung und eine Sehnsucht zu vermitteln; aber die Vision kann nicht einfach voll in den Alltag integriert werden. Gewisse Aspekte der Vision können integriert werden, aber andere nicht. Das ist bei den Beziehungsphantasien gerade sehr wichtig. Viele Probleme, die wir als Paare haben, hängen damit zusammen, daß unbewußt hinter unserer Paarbildung dieser Anspruch nach Glücken steht, daß wir etwas Göttliches erleben, dieser Anspruch auch, daß wir am Partner zu einer Ganzheit finden sollen. Und das kann ja alles auch in einer Beziehung gelebt werden, aber auf der anderen Seite gibt es viele alltägliche Probleme, die zum menschlichen Zusammenleben einfach gehören. Menschliches Zusammenleben ist wirklich schwierig, und an diesen Schwierigkeiten hat natürlich auch ein Paar teil; da dieses Zusammenleben aber auch noch „göttliche Dimensionen" erfüllen müßte, wird es fast unmöglich. Und da scheint es mir ganz wichtig zu sein, daß man diese Visionen, die im Verlauf des Aufbrechens von Liebe erlebbar sind, und die immer wieder erlebbar sind – man kann sich immer wieder verlieben, auch in den gleichen Partner –, sich bewahrt, denn sie haben in sich eine Wirklichkeit. Läßt man zwei Menschen, die durch ihr Zusammenleben sich durchaus etwas „verschrammt" haben, sich daran erinnern, wie der Anfang ihrer Beziehung war, der Frühling ihrer Beziehung, oder wie es war, als sie – nach längerer Trockenzeit – wieder neu sich ineinander verliebten, dann erinnern sie stimulierende Bilder und damit verbundene Gefühle. Und damit wächst auch immer die Hoffnung wieder, daß doch auch wieder ein neues Zusammensein, eine neue Utopie des Zusammenlebens, des Zueinandergehörens möglich wird. Mit diesen Beziehungsphantasien ist Hoffnung in einem sehr weiten Sinn verbunden. Sie ändern unsere Stimmung, auch noch in der Erinnerung. Diese Hoffnung weiß um Trennung, weiß um die Schwierigkeiten des Alltags, um Abgrenzungskämpfe, um die persönlichen Probleme des Partners/der Partnerin, die in die Familie ausstrahlen und sich zu potenzieren scheinen, diese Hoffnung weiß um die ewige Zeitnot, die Phantasien so oft sich nicht ausbreiten läßt, weil doch das reale Leben uns so viel wichtiger erscheint.

Gelingt es uns, diese Phantasien als Leitbilder zu sehen, als Visionen, und ihnen die Wirksamkeit zuzugestehen, die sie haben, ohne daß sie ganz und gar verwirklicht werden müssen, dann müssen wir nie ganz auf sie verzichten. Vision und Alltag machen zusammen unsere menschliche Wirklichkeit aus, der Alltag wird durch die Vision beeinflußt – der Alltag beeinflußt aber auch die Vision –, die Vision kann den Alltag vergolden, aber die Vision hat auch eine sehr wirkliche Wirklichkeit in sich, unabhängig von ihrer Realisation, weil sie es ist, die uns über uns hinausweist, Entwicklungsanreize, Individuationsthemen birgt, die im Alltag erst nach und nach entwickelt, eingelöst werden, niemals aber in der Intensität erlebbar, wie es in der Vision war. Denn die Vision hat immer etwas Absolutes, ist nie ganz einlösbar, die Vision einer Beziehung ist eine Vision der Ganzheit, ein Symbol, das mit großer Emotionalität besetzt ist. Viele Probleme, die wir miteinander haben, hängen damit zusammen, daß wir uns diese Visionen nicht mehr zugestehen, daß wir diese Sehnsüchte opfern, wir sagen: „Das war es dann halt, es ist vorbei." Dann wird Leben „realistisch" und Sätze wie: „Partnerschaft besteht nun einmal im Geschirrwaschen und Miteinander-ins-Bett-Gehen und Für-die-Kinder-Sorgen" usw. werden resigniert formuliert, und man denkt, man habe jetzt die illusionären Ansprüche geopfert. Damit wird man aber schuldig an der Liebe, denn es ist gerade die Utopie der Liebe, daß normaler Alltag gelebt wird, daß man aber auch durch die Liebe sich über ihn erheben kann im Fest. Nun kann allerdings der Alltag auch erfüllt sein von einer ruhigen Geborgenheit; aber es ist doch ein deutlicher Unterschied zwischen der Vision und der Bewältigung des Alltags, des Umgehens miteinander. Opfern wir unsere Sehnsüchte nach der Vision und rühmen uns vielleicht gar, realistische Menschen geworden zu sein, dann fangen wir nämlich an, den Alltag unbewußt mit ungeheuren Forderungen aufzuladen. Dann soll da plötzlich dieses Erlebnis von Ganzheit, von Ergriffensein, von Heiligkeit, von Heil, von Über-sich-hinauswachsen-Können in alltäglichen gemeinsamen Tätigkeiten, wie dem Geschirrwaschen, erlebbar sein. Wir opfern dann vermeintlich das Vermessene, überfordern statt dessen aber den Alltag, damit werden alltägliche Probleme ins Unermeßliche gesteigert.

Der Wandel der Beziehungsphantasien

Damit hängen typische Schwierigkeiten zusammen. Wenn wir lebendige Menschen sind, verändern sich im Laufe eines Lebens auch immer wieder die Beziehungsphantasien. Es ist nicht so, daß wir eine Beziehungsphantasie haben, an der wir dann scheitern, und daß wir dann in den Verzicht einwilligen, weil die Erdenschwere uns Menschen ebenso sichtbar eignet. Wenn wir jeweils anfangen, uns Vorwürfe zu machen, dann wäre es immer an der Zeit, von unseren Sehnsüchten zu sprechen, uns gegenseitig mitzuteilen, welche Phantasien in uns lebendig werden. Dabei ist es nicht so, daß wir die perfekte Beziehungsphantasie formulieren können, sehr viel häufiger wird man aufkeimende Wünsche etwas plump in Worte fassen. Der Partner/die Partnerin kann meistens darauf eingehen, weil wir uns in der Regel angesprochen fühlen, wenn jemand noch einen Wunsch an die gemeinsame Beziehung hat, wesentlich mehr, als wenn er überhaupt keinen Wunsch mehr an einen oder an die Beziehung hat. Aber wir sind es wenig gewohnt, von unseren Sehnsüchten zu sprechen. Wir sprechen eher wochenlang über ein Ferienziel und spüren gar nicht, daß wir besser über unsere Beziehungssehnsüchte sprechen sollten. Sprechen wir über unsere Beziehungssehnsüchte, drükken wir damit auch immer aus, daß wir an die Zukunft einer Beziehung glauben, daß wir noch eine Vision für sie haben.

Ein Beispiel: Es geht um ein Paar, beide kurz vor 30. Sie sind seit neuen Jahren fest befreundet und leben im gleichen Haushalt. Sie sind verheiratet. Sie haben eine Krise und suchen Beratung auf. Sie überlegen sich, ob sie miteiander ein Kind haben oder sich trennen wollen. Sie neigen eher dazu, sich zu trennen, finden es aber auch schwierig. Ihre Krise beschreiben sie, indem sie sagen, sie hätten sich so schön aneinander gewöhnt, die Arbeit sei für sie beide plötzlich wichtiger geworden als ihr Zusammensein, andere Leute wichtiger als sie selbst. Wenn sie einmal allein seien, wüßten sie nichts mehr zu reden. Sie hätten sich nichts Bestätigendes mehr zu sagen gewußt, eher geargwöhnt, daß der/die andere Böses im Sinne habe. Dieses Argwöhnen verursacht Schuldgefühle. Zunächst versuchten sie, einander Schuldgefühle zu machen, da aber beide aus Elternhäusern stammen, in denen vieles über Zuweisung von Schuldgefühlen erreicht wurde, hatten sie sich am Anfang der Beziehung versprochen, dieses Verhalten zu vermeiden. Daran erinnerten sie sich jetzt. Dann hätten sie zu schwärmen begonnen für andere Partner, zuerst sie, dann er. Sie hätten das besprochen miteinander, gefunden, daß die Zeit der Symbiose offenbar vorbei sei, und sich auf eine offene Partnerschaft vorderhand geeinigt. Die Frau sagt wörtlich:

„Zuerst hatte ich immer nur interessante Träume. Blonde, knackige junge Männer kamen vor, so Gestalten, wie die griechischen Götter sind, oder wie ich sie mir vorstelle. Manchmal war ich auch dabei in diesen Träumen, meistens in langen, wallenden Gewändern; irgendwie viel sinnlicher, toller, gelassener, als ich bin. Manchmal waren da auch andere Frauen, die ich auch ganz faszinierend fand. Diese Träume gaben mit immer ein Gefühl von großem Glück, ich war ganz versöhnt mit mir und der Welt."

Sie traf dann einen 19jährigen, wilden, schöpferischen jungen Mann. Sie hatte das Gefühl, daß sie als ältere, weise Frau ihn in die Liebe einführen könne, fühlte sich belebt, schöpferischer, mutiger als zuvor. Ein wenig, meinte sie, käme sie sich vor wie die Liebensgöttin. Sie weiß, daß er sie verlassen wird. Er hat auch eine jugendliche Freundin; sie genießt, was es zu genießen gibt, sagt selber, sie lebe halt in einem Traum. Was sie irritierte, war, daß diese Beziehung auch die Beziehung zu ihrem Freund wieder belebte. Sie fühlte sich bestätigt von diesem jungen Mann, sie bestätigte diesen jungen Mann, und in dieser Atmosphäre der Bestätigung fand sie plötzlich ihren Freund gar nicht mehr so schlecht, und die Sexualität wurde wieder besonders attraktiv. Diese Beziehung gründet auf der archetypischen Beziehungsform zwischen Ishtar und Tammuz[6], der großen Liebesgöttin, auch der Muttergöttin und ihrem Heros, eine mögliche archetypische Beziehungsform.

Der Mann – und er argwöhnt, daß er es im Gegenzug getan hat, um ihr zu zeigen, daß er nicht unterlegen ist – hat eine Beziehung zu einer 17jährigen, von der er sagt, sie sei unverbraucht, unerweckt, voll von knospendem Eros. Er selbst erlebt sich dabei als erfahrener Mann, er kann sie einführen ins Leben; sie gibt ihm das Gefühl, lebenstüchtig, fast ein wenig ein Zauberer zu sein. Er lehre sie Lebenslust, und wörtlich: „Sie inspiriert mich, animiert mich, weckt eine leichtsinnig clevere, aber auch eine sehr weise Seite. Ich spüre mein Liebespotential."

Es ist die archetypische Beziehungsphantasie alter Mann, junges Mädchen, wie wir sie in Merlin und Viviane[7] vorfinden. In dieser Situation fühlen sich die beiden natürlich getrennt, haben eine Krise; sie haben zwar beide eine neue Liebesbeziehung, aber sie wissen nicht so recht, was sie mit der alten anfangen sollen. Dazu kommt, daß sie beide, wenn sie sexuell aufeinander zugehen, das durchaus als sehr schön empfinden. Ihre Körper mögen sich – noch immer.

In der Therapie dieses Paares fragte ich zunächst nach der alten Beziehungsphantasie. Sie waren füreinander die erste Liebe. Sie studierten beide im Ausland, waren froh, einander gefunden zu haben, sprachen davon, es sei die große Liebe, die große Leidenschaft, aber auch das große Klammern gewesen. Die Beziehungsphantasie: Die Frau erwähnt zunächst, daß sich die Faszination, das „Überirdische" daran, nicht schildern lasse. Sie erzählt dann, daß sie ihn ganz toll fand, schöpferisch, lieb, zärtlich, ekstatisch, intelligent und weltgewandt. Sich selbst erlebte sie als erotische Verführerin und Verwöhnerin, als richtige Frau. Sie wußte gar

---

[6] Kast, Verena (1984) Paare, a.a.O., S. 69ff.
[7] Kast, Verena (1984) Paare, a.a.O., S. 103ff.

nicht, daß sie das alles hatte, sie hielt sich bloß für gescheit. Am liebsten wäre sie mit ihm immer in einer Höhle gewesen. Die Beziehung zu ihm gab ihr viel Vertrauen und Geborgenheit, und einige Jahre, sagte sie, hätten sie auch gelebt, als wären sie miteinander in einer Höhle.

Seine Beziehungsphantasie: Er war fasziniert von ihr, fand sie wunderschön, sinnlich aufregend, auch noch gescheit: wie eine Göttin. Sich selber sah er als einen richtig tollen Mann, auch sinnlich ein toller Liebhaber, clever, attraktiv (zuvor hatte er sich eigentlich für so einen Froschprinzen gehalten). Er fühlte sich auch bei ihr aufgehoben, geborgen. Seine Beziehungsphantasie des Zusammenlebens war: Ich wollte immer bei ihr sein, ihr keinen Kummer machen, wir wollten das Liebenspaar des Jahrhunderts werden. „Es war wie Frühling. Alles wachte auf in mir, das Gefühl, der Intellekt, der Mut, es war, wie wenn ich diese ganze Froschhaut und alles Enge sprenge. Auch wenn wir Schwierigkeiten hatten, wir konnten immer wieder diese Anfangsbilder beleben."

Es wird deutlich: Dieser anfänglichen Beziehungsphantasie liegen die mythologischen Bilder der Heiligen Hochzeit von Shiva und Shakti zugrunde[8]. Shiva und Shakti hatten ein Ideal des Einander-Allesseins, des Einander-Ganzgehörens, bei dem Trennung dann natürlich zu einem Problem wird. Aber durch dieses Einander-Ganzgehören wird auch eine ungeheure Intensität der Liebe erst möglich. Auch kann dieses Paar, so jung es ist, zwischen der Vision und der alltäglichen Wirklichkeit unterscheiden, auch bei den Schwierigkeiten immer einmal wieder die Vision beschwören. Sie erwähnten aber auch, daß sie schrecklich rivalisiert hätten miteinander im Studium, weil eigentlich beide ein bißchen besser sein wollten; daß sie auch ewige Diskusssionen gehabt hätten um Hausarbeit. Ihn hatte furchtbar aufgeregt, daß sie nie ein Abendkleid angezogen habe. Sie, im Gegenzug, hat sich unheimlich darüber aufgeregt, daß er immer in Turnschuhen herumgelaufen sei. Aber trotz aller Enttäuschungen könnten sie sich immer wieder an die Gesten der aufbrechenden Liebe erinnern.

Sie kehrten dann heim, Freunde wurden wieder wesentlich, kleinere Trennungen wurden erlebt. Und beide hatten dann

---

[8] Kast, Verena (1984) Paare, a.a.O., S. 23ff.

plötzlich das Gefühl, daß sie einander eigentlich nichts mehr zu geben hätten und erschraken furchtbar. Er drückt das so aus: „Sie war plötzlich die souveräne Frau, die ich in ihr gesehen hatte. Und ich hatte sie immer stimuliert dazu, diese Frau auch zu sein, und plötzlich war sie es. Und sie wußte es auch. Sie wußte, daß sie wirkte."

Sie darauf: „Anregungen, Ermutigungen, die früher von meinem Partner kommen mußten, brauchte ich plötzlich nicht mehr. Ich freute mich einfach, daß ich eigentlich so war, wie er mich immer gesehen hatte. Aber er war selber auch erfolgreich und attraktiv und selbstbewußt und sexuell attraktiv. Früher mußte ich ihm immer wieder versichern, daß er das sei. Jetzt war er es und wußte es auch. Und da hatten wir das Gefühl, wir brauchen einander nicht mehr. Aber wir sind stolz aufeinander."

Sie versuchten dann, sehr solidarisch, gleichgewichtig miteinander zu leben, es war keine neue Beziehungsphantasie da; es ging zwei Jahre ganz gut, dann wurde es langweilig, die Zeit der Vorwürfe kam, Streitereien, Schuldgefühle, Faszinationen durch andere Partner. Zuerst als Versuchung. Diese Faszinationen wurden nicht erkannt als neue Beziehungsphantasie, sondern als Möglichkeit, aus der bestehenden Beziehung auszubrechen.

Bei diesem Paar wird sehr deutlich, daß sowohl die männliche als auch die weibliche Komponente, die in der Beziehungsphantasie als Vision erlebbar wird, mit der Zeit als eigene lebbare Möglichkeiten erlebt werden und auch aus der Projektion zurückgenommen werden können. Die Ganzheit, zu der die Beziehung stimuliert hat und die zunächst nur durch die Beziehung erlebbar war, kann zu der je eigenen Ganzheit der Partner werden. Das Paar erlebt sich dann als getrennt, jeder Partner erlebt sich in seinem Selbstsein. Das individuelle Selbst spielt eine größere Rolle als das Beziehungsselbst. So sind sie voneinander abgegrenzt, und das ist die Situation, in der eine neue Beziehungsphantasie wieder auftreten kann, eine neue Konstellation von antizipierter Ganzheit, die vom Unbewußten stimuliert ist, also etwas Neues, das entwickelt werden kann.

Mit dieser typischen Entwicklung ist noch einmal eine weitere Problematik verbunden: Es wäre einfach, wenn Partner zur selben Zeit integriert hätten, was von der Vision zu integrieren ist – alles ist nie zu integrieren von einer Vision –, miteinander die Trennung erleben würden und das damit verbundene Selbstsein, und dann miteinander eine neue Beziehungsphantasie gebären könnten. Das ist meistens nicht so. Oft ist der eine Partner noch ganz zufrieden mit der Situation, und der andere hat das Gefühl einer großen Leere. Bei meinem Beispiel kreierte die Frau eine neue Beziehungsphantasie, die intrapsychische Entwicklung aus einem, wahrscheinlich positiven, Mutterkomplex heraus andeutet (das Tauchen in die Unterwelt, etwas hochholen), die aber auch eine Veränderung in ihrem Bild von sich als Frau ahnen läßt. Wahrscheinlich ist es auch die Vorbereitung darauf, Mutter zu werden. Er, wahrscheinlich im Gegenzug, wird dabei eher zum Vater.

Trauerarbeit

Bevor die beiden wußten, ob sie sich trennen oder ein Kind haben wollten miteinander, mußte Trauerarbeit geleistet werden. Wenn unsere Visionen nicht mehr diese verändernde Kraft haben, dann haben wir etwas ganz Wesentliches verloren im Leben. Es ist vollkommen natürlich, daß diese Visionen ihre Kraft verlieren, daß neue Visionen geboren werden, auch wenn es weh tut. Wir können den Tod und damit auch die ständige Veränderung nicht verleugnen. Wenn wir zwanghaft versuchen, an einer Vision festzuhalten, dann wird sie erst recht sterben. Und je eher es gelingt, diese Visionen auch loszulassen, ohne ihre Substanz und die Sehnsucht zu opfern, um so eher werden wir auch wieder von neuen Visionen erfaßt werden. Die Sehnsucht baut die neue Vision. Loslassen und die Substanz erinnern, das ist aber Sinn der Trauerarbeit. Abschied nehmen von dem, was vorbei ist, ist wichtig. Der Ausspruch „Wärst du doch wieder so wie früher" ist nicht im Sinne des Lebens, läßt keine Neuentwicklung und damit auch keine neue Beziehungsphantasie und keine neue Liebe zu.

Es ist zunächst zu klären, was denn verloren ist. Die Frau vermißt die Faszination. Dann spürt sie auch, daß sie das Gefühl verloren hat, nur mit ihm in dieser Welt geborgen zu sein – sie fühle sich auch für sich allein geborgen. Auch er beklagt den Verlust der Faszination, außer wenn sie miteinander schlafen. Die Frau bestätigt, daß sie dann auch die Faszination spürt. Beide haben Angst, daß sich keine neue Faszination einstellt; sie sind auch etwas verliebt in die Liebe und können sich nicht eine Beziehung ohne intensive Liebesgefühle ab und zu vorstellen.

Die Trauerarbeit in diesem Zusammenhang soll ein Gefühl für den Verlust erlebbar machen und die Sehnsucht wecken. Andererseits soll noch einmal so genau wie möglich erinnert und emotional erlebt werden, was innerhalb der Beziehung geschah, welche Seiten der Partner/die Partnerin in einem belebt hat, aus einem herausgeliebt hat. Es soll wahrgenommen werden, was von der alten Beziehungsphantsie gelebt worden ist und welche Beziehungsschwierigkeiten sich daraus ergaben.

Die erwähnten Partner sprachen davon, daß sie vor der Beziehung „Mauerblümchen" gewesen seien, daß sie sich deshalb so gut entwickeln konnten, weil sie so sehr aneinander glaubten. Nachdem sie die sie fördernden Situationen gesammelt hatten, kamen sie bald darauf, daß der Partner/die Partnerin auch Schwierigkeiten in ihnen belebt habe.

Er: „Eigentlich bin ich der Gefühlvollere von uns beiden, ich kann Gefühle besser wahrnehmen und ausdrücken. Du wolltest mich in der üblichen Männerrolle: härter, rationaler. Zuerst bin ich auf deinen Wunsch hereingefallen, das war schlecht für mich. Ich wurde wie alle. Dann mußte ich mich immer für mein Gefühl wehren, mein Gefühl gegen deinen Anspruch. Ich fühlte mich oft nicht verstanden. Es ist ein ständiger Konflikt. Langsam fand ich den Weg. Aber eigentlich war das doch nicht so schlecht – ich bin sensibilisiert."

Sie: „Du hast mich ängstlich gemacht, unsicher. Das ist ein Widerspruch. Du hast mir viel Mut gemacht, aber dort, wo es dir gepaßt hat, hast du mich ängstlich gemacht. Ich sollte nachts nicht allein in der Stadt herumlaufen. Das war aber deine Angst, nicht meine. Vielleicht doch auch ein wenig meine. Du hast mich gezwungen, meine Angst auch zu sehen."

Sie, die ihre Gefühle mehr abwehrt, fordert das auch von ihrem Freund, er fordert hingegen, daß sie ihre Gefühle – damit auch die Ängstlichkeit – mehr zuläßt. Beide erlebten das als schwierig – und doch sinnvoll. Bei diesem Erinnern lernten sie Wesentliches über ihr Beziehungsverhalten. Diese Trauerarbeit mündete in die Feststellung des Mannes: „Du faszinierst mich durchaus auf deinem Liebes-Göttinnen-Trip. Da wird etwas, das ich noch nicht kenne." Und sie drückte aus, daß sie ihn als „weisen Mann" auch faszinierend fände, obwohl er auch noch ein Bub sei. Etwas Neues, Faszinierendes, Stimulierendes, in die Zukunft weisendes wurde für beide erlebbar: Neue Beziehungsphantasien für ihre gemeinsame Beziehung waren geboren. Sie blieben zusammen, sie haben heute drei Kinder miteinander.

Beziehungsphantasien wandeln sich dann, wenn das, was in der Beziehungsphantasie an gleichgeschlechtlichen und an gegengeschlechtlichen Lebensmöglichkeiten ausgedrückt ist, zu einem Teil integriert werden kann. Nach einer solchen Integration kommt es bei jedem Paar zu einer Krise, einmal, weil die Integration nicht gleichzeitig erfolgt, in schwierigen Fällen bei einem Partner überhaupt nicht erfolgt, beim anderen sehr gründlich, dann aber auch, weil in dieser Situation eine Trennung erlebbar wird. In dieser Phase der Krise, in der die Leere ausgehalten werden muß, die Hoffnung auf eine neue Vision das einzige ist, woran man sich halten kann, wird oft eine neue Partnerschaft gesucht, manchmal zu früh, wie mir scheint, denn oft drückt sich gerade in der neuen Partnerschaft die Beziehungssehnsucht aus, die allenfalls auch in der alten Beziehung gelebt werden könnte.

Was in der Beziehung zu einem anderen Menschen als Selbst erlebt wird, und uns den Eindruck vermittelt, nur ganz sein zu können mit diesem Menschen zusammen, dieses Selbst kann mit der Zeit auch intrapsychisch erlebt werden. Dann muß die Sehnsucht nach der Vision, nach neuer Ganzheit – die Vision ist eben mehr als das, was integriert worden ist – neue innere Bilder beleben, die unserem Entwicklungsprozeß gemäß bereitliegen.

Viele Probleme, die wir in der Paarbeziehung haben, hängen damit zusammen, daß es schwierig ist, miteinander einigermaßen freundlich und schöpferisch zu leben. Zudem steht aber hinter der Lebensform als Paar unbewußt die Vorstellung, angeregt durch die Ich-Du-Beziehung das Faszinosum zu erleben, das Göttliche zu erleben. Damit ist ein Erlebnis des Göttlichen, aber zudem auch ein Individuationsanreiz für beide verbunden, ausgedrückt in der Vision. Wenn wir uns nicht bewußt machen, daß die Vision die eine Wirklichkeit ist und die alltägliche Wirklichkeit die andere – Wirklichkeiten, die zwar einander durchaus beeinflussen –, dann fangen wir an, unsere alltäglichen Ansprüche aneinander in einem ungeheuren Maß zu strapazieren, und das macht dann die Schwierigkeiten geradezu unerträglich.

Von der Schwierigkeit, eine neue Identität zu finden

Die Bedeutung der Identität

Durch die Trauerarbeit lösen wir uns von einem Gemeinschaftsselbst ab und besinnen uns wieder auf unser individuelles Selbst zurück. Diese Uns-zurück-Organisieren auf das individuelle Selbst leisten wir auch in der Trauerarbeit bei der Ablösung von den Kindern. Obwohl diese in der Regel weiter mit uns in Beziehung stehen, ist ein ernsthafter Trauerprozeß zu empfehlen, da die Beziehung zu den Kindern, sind sie einmal abgelöst und haben sie die Familie verlassen, eine radikal andere ist als zuvor. Ist diese Ablösung wirklich vollzogen – und das heißt eben: betrauert worden –, so fällt es auch leichter, in den Kindern die erwachsenen Menschen zu sehen, mit denen wir neu in eine Beziehung eintreten können und die im fortgeschrittenen Alter womöglich sogar so etwas wie eine Elternfunktion für die greisen Eltern übernehmen müssen.

Um sich selbst von einem gemeinsamen Selbst auf ein individuelles Selbst zurückorganisieren zu können, müssen wir das Bewußtsein von einem individuellen Selbst haben. Wir müssen ein Gefühl von unserer ganz eigenen Identität haben und dürfen keine abgeleitete Identität leben. Von einer abgeleiteten Identität spricht man dann, wenn sich zum Beispiel eine Frau ausschließlich in der Beziehung zum Kind oder in der Beziehung zum Mann definiert. Für ein gesundes Leben ist jedoch eine autonome Identität notwendig.

Basis unserer Identität ist das Gefühl der Leiblichkeit und damit verbunden der Vitalität, das Gefühl des Lebendigseins. In diesem Gefühl wurzelt die Möglichkeit, sich als Ich aktiv einzubringen im Leben, sich letztlich selbst zu verwirklichen. Vitalität, Ichaktivität und Selbstverwirklichung bedingen einander. Zur Ichaktivität gehört im Laufe der Entwicklung immer mehr die Selbstbestimmung im Gegensatz zur Fremdbestimmung. Im Laufe unseres Lebens riskieren wir es, aktiv zu sein und – damit verbunden – uns selbst darzustellen. Darin erfahren wir unsere Grenzen mehr oder weniger schmerzlich, das bedeutet: Unser Ichkomplex – oft auch „Selbst" genannt – wird uns bewußt.

Zum Erleben der eigenen Identität gehört auch das sichere Wissen um sich selbst, um die Vorstellungen, die ich von mir habe, in Abgrenzung und in Auseinandersetzung mit Vorstellungen, die andere haben und an mich herantragen. Voraussetzung für diesen abgegrenzten Ichkomplex ist, daß sich der Ichkomplex altersgemäß aus den Elternkomplexen herausdifferenziert und dabei immer autonomer wird und daß der Mensch sich immer neuen Beziehungen und Erfahrungen aussetzt.

Diese Identitätsgrenzen sind als vorläufig und auch als durchlässig zu betrachen. Man-selber-Werden heißt immer auch, die Grenzen neu zu ziehen zwischen sich und der Welt, zwischen dem Ich und dem Unbewußten. Das Erlebnis von sicheren Grenzen erlaubt es uns, uns auch zu entgrenzen; etwa im Verschmelzen mit einem anderen Menschen, wie wir es vor allem in Liebe und Sexualität erleben; ein gewisser Ichverlust kann akzeptiert werden, weil man weiß, daß man sich wieder in die Grenzen zurückorganisieren kann.

Zum Erleben der Identität gehört die Erfahrung von Kontinuität: Das Wissen darum, daß wir – durch alle Veränderungen hindurch – auch als Werdende wir selbst bleiben. Zum Gefühl dieser Kontinuität trägt auch das Bewußtsein unserer Verbindung zu Vorfahren und Nachkommen bei. Kontinuität erfahren wir vor allem im Erleben unserer Emotionen, unsere Emotionen folgen einem biologischen Muster. Dieses Muster verändert sich zwar im Laufe eines Lebens kaum, doch können wir unseren Umgang mit unseren Emotionen verändern. Emotionen erleben wir körperlich, solche Körperempfindungen bilden die Basis des Ichkomplexes. Sie bewirken, daß wir uns in einer Kontinuität erleben und Bewußtsein von unserer Identität haben.

Zum Erleben der Identität gehört das Interesse für uns selbst, das Interesse dafür, wie wir wirken und was wir bewirken, und auch die Phantasien, die wir über uns haben. Dabei setzen wir uns ständig mit dem, was wir sein möchten, und dem, was wir sind, auseinander. Aspekte von uns, die wir in unserem Selbstbild gar nicht unterbringen können, werden verdrängt, werden zu unserem „Schatten".

Zum Identitätserleben gehört wesentlich das Erleben von Autonomie: Wir werden nicht absolut autonom im Laufe eines Lebens, sondern nur immer autonomer. Die Abhängigkeiten bleiben bestehen, und es werden auch immer wieder neue entstehen. An die Stelle der Abhängigkeit treten dort, wo wir autonomer geworden sind, wo wir uns in unserer Identität immer deutlicher als uns selbst empfinden, die Selbständigkeit – und die damit verbundene Verantwortlichkeit. Wir sind dann nicht mehr nur Abkömmlinge der durch die Elternbeziehunen geprägten Situation, nicht mehr bestimmt durch „Elternsätze" und generell immer weniger bestimmt durch Ansichten und Autoritäten. Das heißt aber, daß wir es auch wagen, eigenständige Entwürfe in die Welt hineinzustellen – und uns dafür auch zu verantworten.

Steht jemand in dieser Entwicklung von Gebundenheit und Abhängigkeit zu immer mehr Autonomie *und* Beziehung, dann kann man davon sprechen, daß jemand ein eigenständiges Selbst hat. Im Jungschen Sinn bedeutet das zusätzlich, daß dieses Gefühl von Identität verwurzelt ist im Erleben einer Rückverbindung zu einem wegweisenden Prinzip in unserem Leben. Dieses wird über verschiedene Symbole an unser Bewußtsein herangetragen und steuert den Aufbau des Ichkomplexes und damit auch den sogenannten Individuationsprozeß.

Diese Entwicklung zur autonomen Identität wird in der Adoleszenz ganz maßgebend in die Wege geleitet durch die Ablösung von den Eltern, durch das Sich-Abgrenzen von Vater- und Mutterkomplexen.

Kommt ein Mädchen in die Adoleszenz, dann wird zunächst der Vaterkomplex in seinem allgemeinen Aspekt aktiviert. Dieser Vaterkomplex ist natürlich immer auch dadurch überlagert, wie das Mädchen seinen Vater persönlich erlebt hat. Das heißt: Männer werden interessant, Lebensqualitäten, die im Zusammenhang mit dem Vater erlebt wurden, werden in der Projektion auf Freunde in einer neuen, etwas abgewandelten Form erlebt. Oder sie werden auf geistiges und intellektuelles Leben übertragen.

Beide Sozialisationsformen sind mit einer Faszination verbunden. Diese zwei Sozialisationsformen sind mit einer Faszination verbunden. Diese zwei Sozialisationsformen können gemeinsam auftreten, in der Regel aber haben wir auf der einen Seite die Mädchen, die sehr früh einen Freund haben und eine Paarbeziehung leben, auf der anderen Seite die, die sich in einer geistigen Welt bewegen, in der Inspiration, Religiosität, Politik oder auch einfach die Faszination des Intellekts und der Intelligenz eine große Rolle spielen. Je nach zugrundeliegendem Mutterkomplex sind diese Mädchen in dieser Phase mehr oder weniger körperfern.

In beiden Sozialisationsformen bleiben – auch dann, wenn sie miteinander verbunden werden können – die Bindungen an den Vater und an den Vaterkomplex erhalten. Die Auseinandersetzung mit dem Vaterkomplex wird vom Mädchen gar nicht gefordert, denn in der Identifikation mit dem Vaterkomplex kann es die von ihm sozial geforderte Rolle gut erfüllen: Entweder haben sie einen Freund und werden bald Hausfrau und Mutter – und sie werden nicht zu viel Eigenwillen ihrem Mann entgegenstellen –, oder sie sind in der intellektuellen Welt, meist identifiziert mit der Vaterrolle, und bewähren sich dort. Nun ist natürlich gegen beide Rollenfindungen nichts einzuwenden, wenn sie wirklich aus einem eigenen Entschluß heraus erfolgen und sie nicht einfach einem Entwicklungsstillstand entsprechen, der zur Folge hat, daß eben keine eigene Identität gesucht wird, sondern eine verschriebene Identität übernommen wird.

Es gibt immer wieder zu Erstaunen Anlaß, wie Frauen, deren Ichkomplex mit dem Vaterkomplex identifiziert ist, sehr gut wissen, wie man sich in dieser Welt benimmt, wie man zugreift usw. Wenn dann in solche Leben emotionale Einbrüche erfolgen, wie Trennungen, Ablösungen der Kinder, sind diese Frauen hilflos, fühlen sich leer, zerstört und können sich selber auch gar nicht verstehen. Sie waren doch bisher so gut mit dem Leben zurechtgekommen und auch immer so vernünftig gewesen! Wenn eine Frau sich mit ihrem Vater- und Mutterkomplex nicht auseinandergesetzt hat und der Vaterkomplex auf den Freund übertragen worden ist, kann die Frau über lange Zeit in der Rolle einer Tochter bleiben. Sie ist dann nicht die Partnerin, sondern insgeheim die Tochter ihres Mannes. Auch das ist eine Form der abgeleiteten Identität, die gesellschaftlich zunächst nicht als solche problematisiert wird, sondern eher als erwünscht gilt. Die Rollenforderung kann also quer gegen die Identitätsfindung der Frau stehen, zumindest kann sie die geforderte Rolle erfüllen, ohne eine autonome Identität suchen zu müssen. Sie fühlt sich als „richtige Frau" und muß nicht danach fragen, was das eigentlich ist, weil sie ihre Rolle erfüllt. Daß sie keine eigene Identität hat, fällt dabei nicht auf.

Von der abgeleiteten zur autonomen Identität

In einer Untersuchung von Bernardoni und Werder wird beschrieben, daß acht von zehn Frauen, die erfolgreich an Spitzenpositionen in ihrem Beruf stehen, Akademiker als Väter hatten, die dafür sorgten, daß die Mädchen unabhängig und selbständig wurden. Der Vater war das Rollenvorbild und wurde als dynamisch, aktiv, intelligent, strebsam, liberal beschrieben. Dabei muß es sich nicht um Idealisierungen handeln, es ist denkbar, daß diese Väter so attraktiv sind, wie sie beschrieben werden, die Rolle der Mutter allerdings bleibt dann sehr unattraktiv. Die Mütter werden abgelehnt, denn diese erfolgreichen Frauen können die Passivität und die Farblosigkeit ihrer Mütter, die sich den Vätern unterwerfen, nicht akzeptieren. Die Identifikation mit dem Vater und das Verdrängen der mütterlichen Rolle hätten schon in der Adoleszenz zu Identitätsproblemen führen können. Falls sie erlebt wurden, wurden sie durch noch bessere Leistungen kompensiert. Von den Frauen, von denen diese Untersuchung handelt, könnte man sagen, sie hätten im großen und ganzen einen positiven Vaterkomplex. Sie waren meistens verheiratet, und die Untersucherinnen bemerken lakonisch, diese Ehen stünden unter noch größerem Streß als die gewöhnlichen Ehen: Die Frauen würden nach außen zumindest ihren Männern deutlich den Vortritt lassen ...

Ich habe diese Untersuchung genannt, weil sie meiner Ansicht nach eine heute wichtige Sozialisationsform illustriert: die Identifikation mit der Vaterrolle – und das ist ja die attraktivere. Das heißt aber auch, daß der Ichkomplex mit dem Vaterkomplex identifiziert wird, wobei der Mutterkomplex und auch die Beziehung zur eigenen Mutter abgespalten ist beziehungsweise in den Hintergrund tritt. Ursache für diese Identifikation mit dem Vaterkomplex ist neben der Attraktivität der väterlichen Rolle, daß die Auseinandersetzung mit dem Mutterkomplex nicht stattfindet. Findet diese Auseinandersetzung aber nicht in der Adoleszenz statt, dann meistens in der Lebensmitte. Auf diesem Hintergrund entwickeln sich häufig schwere Identitätskrisen im Zusammenhang mit der Ablösung der Kinder, mit dem Klimakterium, mit Trennung ganz allgemein.

Die Auseinandersetzung mit der weiblichen Identität muß in der Adoleszenz stattfinden, sonst hat die Frau eine abgeleitete Identität, keine autonome, sondern eine von außen, etwa von geliebten Männern, oder von kollektiven Rollenerwartungen an sie herangetragene. Es fehlt die autonome Identität, eine Identität, die die spezielle Innenwelt der jeweiligen Frau mit berücksichigt. Diese autonome Identität zu finden ist gar nicht so einfach: Wenn Frauen nach Frauenbildern suchen, die ihnen entsprechen, stellt sich oft heraus, daß es wiederum Männerbilder gibt: nämlich Bilder, die Männer von Frauen geprägt haben. Es wird wohl viel Bewußtseinsarbeit von den Frauen gefordert werden, um eine nicht abgeleitete Identität zu erleben, Gefühle der Identität zu beschreiben, um nach Bildern zu suchen, die mit der inneren Verfassung übereinstimmen und nicht mit irgendwelchen Erwartungen von außen. Natürlich werden diese Frauenbilder letztlich einen Kompromiß zwischen Innen- und Außenwelt darstellen, eine Mischung sein zwischen alten Bildern, den Erwartungen von Beziehungspersonen und mit dem eigenen Bild, das mit der eigenen Innenwelt zusammenhängt.

Das scheint mir im Moment ein außerordentlich wichtiger emanzipatorischer Ansatz zu sein, wenig spektakulär, mühsam durchzuhalten – aber von größter Wichtigkeit. Die Stellung der Frau wird sich nicht grundsätzlich verbessern, solange sie sich eine eigene Identität vorenthalten läßt.

Um zu einer eigenen Identität zu finden, müssen sich Frauen mit ihren Müttern auseinandersetzen. Findet diese Auseinandersetzung in der Adoleszenz nicht statt, werden die Probleme, die mit der Mutter anstehen, in der Regel auf den Partner übertragen und erschweren die Partnerschaft zusätzlich.

IV
WAS TRÄGT: SICH EINLASSEN

Trauerprozesse sind langwierige, sehr schmerzhafte Prozesse mit einer eigentümlichen Lebendigkeit. Es ist etwas leichter, diese Prozesse durchzustehen, wenn wir normalerweise ein hinreichend gutes Selbstgefühl haben. In Verlustsituationen ist das Selbstgefühl immer mit beeinträchtigt. Die Aktivitäten von uns Menschen haben unter anderem auch den Sinn, uns ein hinreichend gutes Selbstgefühl zu geben. Wenn wir in Beziehungen erleben, daß wir für einen anderen Menschen liebenswert oder gar bedeutsam sind, verbessert diese Erfahrung auch unser Selbstwertgefühl. In Situationen, in denen wir uns freuen, haben wir ein fraglos gutes Selbstwertgefühl, so gut, daß wir nicht einmal mehr danach fragen. Wir sind – für den Moment der Freude – einverstanden mit uns selbst, mit den Mitmenschen, mit der Welt. Im Gefühl der Freude erleben wir uns selbst in Lebenssituationen des Glükkens, und auch das ist ein Aspekt unseres eigensten Selbst. Wenn wir uns freuen, sind wir bereit, uns auf Situationen einzulassen, uns mit anderen Menschen zu verbinden, wir sind solidarischer und hoffen auf gute Veränderungen.

In der Trauerarbeit werden oft Situationen erinnert, die immer wieder Freude ausgelöst haben, und erst dann kommt Schwieriges hoch. Es ist, als würde durch die freudigen Erinnerungen soviel psychische Kraft gewonnen, daß auch Schwieriges angesehen werden kann. Wir sind es üblicherweise eher gewohnt, das Schwierige aus unserem Leben zu erinnern. Wir könnten aber auch einmal, jenseits von allen Verlustsituationen, unser Leben unter dem Aspekt des Glückens ansehen; bescheidener, die Freuden unseres Lebens sammeln, uns als auch freudigen Menschen begegnen und damit einen Aspekt unseres guten Selbstwertgefühls, der uns leicht zugänglich ist, in unser Bewußtsein heben.

Das Beschäftigen mit der Notwendigkeit des Trauerns bringt uns die Dimension des immer wieder notwendigen Abschiednehmens im Leben ins Gefühl, auch wenn es gerade der Sinn des Trauerns auch ist, das, was bleibt und nicht verloren geht, zu bewahren und entschlossen weiter ins Leben hineinzutragen. Die Erkenntnis, immer wieder loslassen zu müssen, kann uns dazu bringen, uns so intensiv als möglich einzulassen, auf Beziehungen, auf das Leben. Gerade das wehmütige Gefühl, das die Abschiedlichkeit in uns auslöst, kann in uns auch die lebendigsten Gefühle für das Leben und das Lebendige wecken: Lebensleidenschaft.

Unsere Biographie der Freuden

Was Freude auslöst

Freude ist oft ein Nebenprodukt unserer Bemühungen und Aktivitäten und tritt dann auf, wenn wir sie gar nicht unbedingt erwarten. Freude stellt sich meistens dann ein, wenn wir völlig aufgehen können in einer Aktivität. Damit wir in einer Aktivität aufgehen können, muß diese Tätigkeit uns herausfordern, so daß wir die eigenen Fähigkeiten ausschöpfen können. Das Ganzheitsgefühl, das wir dabei erreichen, wird von Csikszentmihaly [1] Flow-Zustand genannt. Dieser zeichnet sich dadurch aus, daß Handlung auf Handlung folgt, ohne daß der Handelnde dabei bewußt eingreifen müßte. Dabei ist kaum eine Trennung zwischen ihm und der Umwelt, zwischen Vergangenheit, Gegenwart, Zukunft zu spüren. Um dieses Ganzheitsgefühl zu erreichen, das ein zentrales Gefühl im kreativen Prozeß ist, überlassen sich die Menschen, wie der Autor herausgefunden hat, Tätigkeiten oder Aktivitäten (z. B. dem Tanzen, dem Klettern), die keine direkte äußere Belohnung bringen. Dieses Lebensgefühl selbst ist Belohnung genug. Aus Interviews schließt Csikszentmihaly, daß Menschen, die etwas mit Freude tun, in einen Flow-Zustand geraten. [2]

Man könnte ergänzend auch von der anderen Seite her argumentieren: Immer wenn wir in unserem Tun vollkommen aufgehen, dann erfüllt uns das mit Freude. Dabei kann es sich um Arbeit oder um Spiel handeln. Es geht um Selbstvergessenheit in großer Selbstgewißheit. Daß wir in einem Tun, einer Aktivität, einem Anblick aufgehen können, scheint eine grundlegende Voraussetzung für alle Situationen zu sein, die Freude auslösen, auch

---

[1] Csikszentmihaly, M. (1987) Das Flow-Erlebnis. Jenseits von Angst und Langeweile – Im Tun aufgehen. Klett-Cotta, Stuttgart, S. 58 f.

[2] Csikszentmihaly, M., a. a. O., S. 206.

wenn sie von Mensch zu Mensch verschieden sind. Freude an der eigenen Kompetenz, an der eigenen Geschicklichkeit steht in Zusammenhang mit diesem Aufgehen in der Arbeit und im Spiel, steht aber auch in Zusammenhang mit der Freude am Erproben der eigenen Grenzen.

Ein wichtiger Bereich, der große Freude auslöst, ist das Erfinden oder das Herausfinden von etwas. Der ganze Bereich der Kreativität ist hier angesprochen.

Ein anderer Bereich, der viel Freude bewirken kann, ist der Bereich der Beziehung, der körperlichen Liebe, der Zärtlichkeit, des geselligen Beisammenseins. Auch das sind Aktivitäten, bei denen die Ichgrenzen gelockert werden, es sind Situationen des Verschmelzens und der mitmenschlichen Wärme.

In diesem Zusammenhang wird die Freude am Gebenkönnen oft erwähnt oder die Freude daran, anderen Menschen eine Freude zu machen. Überhaupt scheint die Freude anderer Menschen an uns unsere Freude an uns selbst sehr zu stimulieren. Freude am Gebenkönnen ganz allgemein, aber auch Freude am Empfangen von etwas Unverhofftem, sind in Beziehungen freudenauslösend. Die Freude am Gebenkönnen, wobei Geben und Öffnen der Ichgrenzen zusammenwirken, kann allerdings auch dazu führen, daß wir in der Freude mehr geben, als wir geben wollen, mehr preisgeben auch, als wir wollen.

Besondere Freude entsteht in Beziehungen, wenn in den Beziehungen und durch die Beziehungen etwas wächst: Ideen, sichtbare Veränderungen im Beziehungsverhalten usw. Damit wird deutlich, daß Freude nicht nur Ausdruck der Stimmigkeit von Person, Umwelt, Mitwelt und Innenwelt ist, sondern daß dazu das Moment des „Mehrens" kommt, des Mehr-Werdens.

Ein anderer großer auslösender Bereich für Freude ist der der sinnlichen Genüsse: Essen, Trinken, Sexualität, aber auch das Wahrnehmen der Natur, das Wahrnehmen der Kunst, das Anschauen von Dingen und Menschen, die uns als schön erscheinen.

Wesentlich scheint mir zu sein, daß wir nicht nur die großen Freuden als Freude wahrnehmen, sondern daß uns bewußt wird, wie viele kleine Freuden wir immer wieder erleben, die vielleicht belanglos wirken und doch nicht belanglos sind: etwa die Freude an dem wunderbaren Duft des Basilikumkrautes – bewußt wahrgenommen. Während wir uns freuen, reflektieren wir nicht über uns – wir freuen uns. Es ist aber wichtig, daß wir uns zunehmend mehr bewußt werden darüber, daß wir uns jetzt gerade für einen Moment gefreut haben.

Csikszentmihalyi hat untersucht, wie der Entzug von kleinen Flow-Erlebnissen im Alltag wirkt, und hat festgestellt:

„Wer alles nichtinstrumentelle Verhalten einstellt, fühlt sich müde, schläfrig, weniger gesund und angespannt (...) Man beurteilt sich selber unter solchen Bedingungen schlechter und fühlt sich vor allem weniger kreativ und vernünftig."[3]

Für unsere psychische Ausgeglichenheit scheinen gerade auch die kleinen Freuden, die zweckfreien Tätigkeiten, unsere Nischen des Glücks, die wir uns zu schaffen wissen, wesentlich zu sein.

Die Rekonstruktion der „Freudenbiographie"

Wenn wir von unserer Biographie sprechen, dann werden vergangene Ereignisse – die Ereignisse „von damals" –, damit verbundene Gefühle, Hoffnungen, Wünsche, aber auch Beziehungsverhalten wiederbelebt. Vergangenheit wird in der Gegenwart so lebendig, daß wir oft auch von ihr eingeholt werden: Sie kann erneut emotionell erlebt werden.

In diesem Zusammenhang bedeutet Erinnern, sich mit der Vergangenheit zu identifizieren – wir sind ganz eins mit der Person, die wir damals waren –, zugleich aber auch, sich von der Vergangenheit zu distanzieren – wir sind auch anders geworden, können mit Distanz zurücksehen. Sich zu identifizieren und sich auch zu distanzieren, das sind die wesentlichen Bewegungen des Bewußtwerdungsprozesses.[4]

Normalerweise haben wir im Alter von dreißig oder vierzig Jahren unsere Biographie schon unendlich oft erzählt. Oft haben wir

---

[3] Csikszentmihaly, M., a. a. O., S. 200.
[4] Straub, J. (1989) Historisch-psychologische Biographieforschung. Asanger, Heidelberg, S. 177 ff.

sogar eine „Biographie zum Erzählen" geschaffen, die mit dem wirklichen Lebenslauf mehr oder weniger Ähnlichkeit hat, je nachdem, wie sehr oder wie wenig spielerisch und phantasievoll wir sind oder welche Bedürfnisse des Vorzeigens, des Sich-Zeigens wir haben. So sagt Max Frisch: „Jeder Mensch erfindet sich früher oder später eine Geschichte, die er für sein Leben hält ..."[5]

Wenn wir nun unter einer bestimmten Perspektive, einer bestimmten Fragestellung, die eigene Biographie wieder ansehen, können ganz andere Aspekte zum Vorschein kommen als bisher. Auch Lebenseinschnitte, die wir früher gar nicht wahrgenommen haben oder Übergänge, die uns immer als ganz normal erscheinen, können dadurch heller ins Licht treten. Wenn wir nun versuchen, eine Freudenbiographie zu rekonstruieren, nehmen wir uns aus den gewohnten Biographiegeleisen heraus, auch aus den gewohnten Begrifflichkeiten. So finden wir nochmals eine neue Geschichte von uns, vielleicht erfinden wir sie auch.

Normalerweise erzählen wir unsere Anamnese unter dem Aspekt von Schwierigkeiten: Wir erzählen, wie die Schwierigkeiten, die wir heute haben, geworden sind. Die Freudenbiographie dagegen richtet ihren Blick auf eine ganz andere Fragestellung: Wie habe ich Freude erlebt in meinem Leben? Wie habe ich sie abgewehrt? Wie wurde sie mir verwehrt? Und: Was ist aus der Freude im Laufe des Lebens geworden? Ist sie weniger geworden? Ist sie mehr geworden? In der Regel werden ganz andere Aspekte der Persönlichkeit beleuchtet als bei einer normalen Anamneseerhebung, dennoch werden durchaus auch wichtige Veränderungen sichtbar, ja in ihrer emotionalen Bedeutung sogar greifbarer, als wenn wir eine übliche Anamnese vor uns haben.

Der Sinn einer solchen Rekonstruktion der „Freudenbiographie" liegt nicht nur darin, herauszufinden, was aus unserer Freude im Laufe des Lebens geworden ist, sondern auch darin, daß wir uns immer wieder mit Freudensituationen der Vergangenheit idetifizieren: uns beispielsweise mit uns selber als freudigem Kind identifizieren oder eben – wenn wir die Freuden, die es in unserem Leben gab, gesammelt haben – mit uns selbst in unserer ganzen Entwicklung als freude-fähige Menschen.

---

[5] Frisch, Max (1969) Mein Name sei Gantenbein. Suhrkamp, Frankfurt, S. 26, 398.

Die Mittel für die Rekonstruktion einer solchen „Freudenbiographie" sind einmal die Erinnerungen, die wir selbst haben. Dann sind es die Erinnerungen anderer, die wir erzählt bekommen. Denn vieles, das wir für unsere eigenen Erinnerung halten, ist Erzählung vom anderen Menschen: von Eltern, Geschwistern, Schulkameraden, Freunden; Fotografien, Tagebücher, alte Spielsachen können Träger von Erinnerungen an erlebter Freude sein. Zeichnungen und Bilder freudiger Momente oder auch Freudenträume können uns weitere Bereiche der Freude erschließen.

Freude und Erinnerung haben grundsätzlich viel miteinander zu tun, deshalb bietet es sich auch geradezu an, die Rekonstruktion der „Freudenbiographie" zu erstellen.

Es gibt einen Text im Tagebuch von Max Frisch:

„Glück als das lichterlohe Bewußtsein: Diesen Augenblick wirst du niemals vergessen. Der Anblick ist da, das Erlebnis noch nicht. Man gleicht einem Film, der belichtet wird; entwickeln wird es die Erinnerung."[6]

Mir scheint das ein ganz wichtiger Text im Zusammenhang auch mit Freude zu sein. Glück – als ein äußerster Pol der Freude – wird mit dem „lichterlohen Bewußtsein", daß dieser Moment unvergeßlich sein wird, in Verbindung gebracht. Hinterher wird uns eigentlich erst bewußt, was in diesem Moment wirklch geschehen ist, was so wichtig war, und in der Erinnerung an die Freude nehmen wir diese erst recht wahr, erleben sie, kosten sie aus; und in der Erinnerung gestalten wir sie dann auch weiter aus. Wir kennen wohl alle die Erfahrung, daß man mit einem Menschen zusammen etwas sehr Schönes erlebt hat und danach einen Brief schreibt, in dem alles, was so schön gewesen ist, nochmals beschrieben wird. Kommt dann ein ähnlich freudiger Brief zurück, dann wird die Freude noch einmal in der Erinnerung lebendig und auch als wirklich bestätigt. Man macht einander das Erlebnis bedeutsam und lieb und verstärkt einander die Freude. Dennoch spielt die Erinnerung beim Erleben der Freude nicht eine so große Rolle wie das Wahrnehmen der freudigen Situation selbst. Kön-

---

[6] Frisch, Max, (1985) Augenblick. Tagebuch 1946–1949. Suhrkamp, Frankfurt, S. 109

nen wir die freudige Situation nicht wahrnehmen, ist auch nichts da für die Erinnerung.

Eine Übung, die bei dem Versuch, die „Freudenbiographie" zu rekonstruieren, helfen kann:
Versuchen Sie, sich eine Freudensituation vorzustellen. Es kann dabei hilfreich sein, sich mit einer imaginativen Technik in die Körperbewegung des kleines Kindes einzufühlen, das Sie waren. – –

Erinnern Sie sich an Körperbewegungen, die Freude gemacht haben. – –

Falls Ihnen nicht spontan weitere Erlebnisse aus dem späteren Leben einfallen, gehen sie chronologisch vor und versetzen Sie sich in Freudensituationen, die Sie als Schulkind, dann mit 12, mit 14 usw. Jahren erlebten. – –

Erinnern Sie eine Körperbewegung, die Sie als Kind besonders geliebt haben. Wie nehmen Sie dabei Freude wahr? – –

Versetzen Sie sich in die Rolle des Kindes. Wie haben Sie Ihre Freude ausgedrückt? Waren Menschen da, denen Sie die Freude gezeigt haben? Oder waren keine Menschen da? Was haben Sie dann mit Ihrer Freude gemacht? – –

Gibt es eine Beziehung zwischen dieser Freudenerfahrung und Ihrem heutigen Leben und zu Ihrer Art heute, Freude zu erleben, auszudrücken oder nicht auszudrücken?

Beispiel einer Freudenbiographie
Die gekürzte Rekonstruktion einer Freudenbiographie, die ich als Beispiel anführen möchte, stammt von einer 36jährigen Frau. Sie ist verheiratet, hat vier Kinder. Sie litt unter depressiven Verstimmungen mit ernsthaften suizidalen Impulsen und war deshalb verschiedentlich auch hospitalisiert.

Die Rekonstruktion ihrer Freudenbiographie wurde nach zwei Jahren Therapie aufgenommen, als sie sich wesentlich besser fühlte. Anlaß dazu war ihr Erstaunen, als sie von meiner Vorlesung über Freude hörte, und sie sagt nachdenklich, sie selbst sei wohl nie ein freudiger Mensch gewesen und werde wohl auch nie ein freudiger Mensch werden, auch komme sie aus einer freudlosen Familie, und ihre eigene Familie erscheine ihr auch wieder freudlos.

Ich frage sie danach, ob man ihr nicht doch etwas in puncto Freude erzählt habe, zum Beispiel über sie als Baby. „Man erzählte mir, ich sei ein ausgesprochen freudiges Kind gewesen, ich sei jeweils fast aus dem Stubenwagen gefallen vor Freude, wenn sich jemand dem Wagen näherte." „Aber das tun alle Babys", wiegelt sie ab, „das ist nichts Besonderes, das haben meine Kinder auch getan in einem gewissen Alter." Auf eine Rückfrage räumt sie dann doch ein, daß es Kinder gäbe, die ihre Freude mehr ausdrückten, andere weniger, daß sie also offenbar eines der Kinder gewesen war, die ihre Freude zunächst mit dem ganzen Körper ausdrücken können.

Sie erzählt dann, wie sie sich jeweils auch selber gefreut habe, wenn ihre Kinder sie freudig begrüßt hätten – auf ihre Freude hätten die Kinder dann mit noch mehr Freude geantwortet. Sie spricht hier einen Freudenzirkel an: Drücken wir Freude über die Freude eines anderen Menschen aus, wird diese Freude in der Regel verstärkt, was wiederum auf den anderen Menschen zurückwirkt. Auch wird hier deutlich, daß bei Kindern immer dann Freude entsteht und verstärkt wird, wenn man sich an ihnen freut und die Freude auch zeigt.

Ich bitte sie, sich eine Bewegung vorzustellen, die ihr als Kind sehr gefallen hat.

Sie erinnert sich an Weihnachten, als sie etwa viereinhalbjährig war. Sie erhielt als Geschenk ein Schaukelpferd. Das Schaukelpferd hatte eine ungeheuer große Mähne aus richtigem Pferdehaar. Sie klammerte sich fest an dieses Pferdehaar, schaute stolz in die Runde: „Ich bin die Größte. Ich auf diesem Pferd, mehr gibt es nicht mehr im Leben." Sie fühlt noch im Nacherleben, wieviel Freude, wieviel Stolz auch mit dieser Situation verbunden war. Die Geschwister, die auch aufs Pferd wollten, habe sie mit großem, lustvollen Gekreisch vertrieben. Sie sei in dieser Situation mit sich und mit der Welt ganz einverstanden gewesen, die Welt sei total in Ordnung gewesen – dieses Ereignis war für sie wie eine Oase des Glücks. Sie wollte dann gar nicht mehr vom Pferd heruntersteigen, erinnert sich auch daran, daß sie auch noch gesungen habe. Diese Erinnerung bringt ihr zum Bewußtsein, daß sie als Kind überhaupt oft gesungen hat, wenn sie sich gefreut hat.

Sie erinnert sich weiter daran, daß sie, etwas älter wohl, gern der Großmutter geholfen hat. Großmutter lobte sie, dann wurde sie noch eifriger. Half noch mehr, war freudig erregt und stolz, liebkoste die Großmutter auch zwischendurch noch. Über das Helfen und über das Schmusen hatte sich die Großmutter sehr gefreut, das Kind freute sich dabei jeweils noch mehr, wurde immer geschäftiger und vermeintlich hilfreicher vor lauter Freude.

Wie diese Situationen jeweils beendet wurden, weiß die Frau nicht zu erzählen. Ich frage nach dem Ende dieses Erlebnisses, weil solche Freudenzirkel bei Kindern nicht selten damit enden, daß ein Kind hinfällt usw. Sie erinnert sich nicht, sagt aber, sie kenne diese Situation ja auch aus ihrem Leben mit ihren eigenen Kindern. Von einem gewissen Augenblick an liebe sie diese Situation gar nicht mehr, die Kinder seien dann so überdreht. Was sie dann mit ihnen mache? Sie schicke sie das Zimmer aufräumen. Ihre Reaktion erstaunt sie jetzt beim Berichten, erschüttert sie.

Wie diese Freuden bei der Großmutter aufhörten, war nicht auszumachen. Hingegen wurde ihr sehr deutlich erlebbar, daß sie lange im Leben immer wieder versucht hatte, mit Menschen in solche Freudenzirkel hineinzugeraten: „Wenn immer mir jemand eine Freude gemachte hat, dann habe ich versucht, ihm auch eine Freude zu machen, wenn möglich sogar noch eine größere. Das hat mir ein so gutes Selbstgefühl gegeben, daß ich dabei auch Freuden machte, die ich eigentlich gar nicht machen wollte."

Hier wird eine Problematik bei der Verstärkung des Freudenzirkels sichtbar: Aus einem narzißtischen Bedürfnis heraus können Dinge versprochen werden, die den anderen Freude machen, die man selbst aber gar nicht versprechen wollte, und plötzlich ist man verstrickt in Verpflichtungen, die man gar nicht eingehen wollte – ein Grundthema bei Menschen, die depressiv strukturiert sind.

Eine weitere Freudenerinnerung geht etwa ins 8. Lebensjahr zurück: Die Analysandin ging nicht gerne in die Schule. Sie beschrieb sich als stilles Kind, das viel gespielt habe. Sie spielte „Familie" mit ihren Puppen. Beim Spielen habe sie eine ruhige Freude erlebt, eine hingebungsvolle Freude. In der Schule schon habe sie sich überlegt, was sie dann zu Hause wieder spielen wolle. Ein Mitglied iher Puppenfamilie mußte zum Beispiel immer eine Außenbeziehung haben, weil ihr Vater eine Außenbeziehung hatte.

In der Schule habe sie gern gesungen, das habe sie auch gut gekonnt. Sie habe gern freudige Lieder gesungen, ja so richtig herausgeschrien. Das sei schön gewesen. dieses laute Singen, das auch ein wenig falsch war: „Da fühlte ich mich ganz lebendig" – und jetzt noch, in der Erinnerung, geht ein Leuchten über ihr Gesicht.

Dann wurde das Leben freudloser: „In der Schule mußte man aufpassen, wir hatten einen anderen Lehrer, bei dem man schön singen mußte, schön und locker." Auf die Frage, wie es zum Lehrerwechsel gekommen sei, erzählt sie, sie sei in eine mehr städtische Gegend umgezogen, der Vater habe eine neue Arbeit bekommen. Sie habe den neuen Lehrer bekommen, bei dem man schön singen mußte, und die Großmutter war auch nicht mehr in der Nähe. Die Mutter wurde dann bald depressiv und war mehr als ein halbes Jahr in der Klinik, ihre älteste Schwester führte verbissen den Haushalt. „Da gab es dann gar nichts mehr zu lachen." Als wir zu Beginn unserer Behandlung die Anamnese aufgenommen hatten, da hieß es im gleichen Zusammenhang noch so: „Wir sind dann in eine interessantere Wohngegend umgezogen, ich hatte neue Kameradinnen, meine Mutter wurde bald krank."

Die Freudenbiographie zeigt die emotionale Situation des Mädchens sehr viel deutlicher als die Anamnese. Das Verschwinden der Freude in der Biographie ist mit Streßsituationen verbunden: der Umzug, der Verlust der Großmutter, der Verlust eines Lebensgefühls, das sich in lautem Singen ausgedrückt hat, der Verlust der Mutter für eine gewisse Zeit – eine Menge Stressoren war da zusammengekommen; sie hätte eigentlich Grund gehabt, krank zu werden; das wurde sie aber nicht – sie wurde „nur" freudlos.

Es zeigte sich dann, daß in der Folge noch mehr kleine stille Freuden von ihr erinnert wurden. Mit 16 Jahren hatte sie erstmals einen Freund; da erlebte sie aber gedämpfte Freude, weil sie es niemandem erzählen durfte und weil sie auch Schuldgefühle hatte: Alle waren dagegen, daß sie schon einen Freund hatte, da doch ihre älteste Schwester noch keinen hatte.

Oft liegen zwei verschiedene Emotionen miteinander im Streit, zum Beispiel Angst und Freude; andererseits können auch zwei, drei Emotionen einander verstärken, zum Beispiel Interesse, Freude, Hoffnung. Das 16jährige Mädchen hatte wohl eine etwas ängstliche Freude über diese erste Freundschaft gehabt. Gerade bei dieser ängstlichen Freude wäre es wünschenswert gewesen, daß sie über ihre Freude hätte sprechen können, sich darüber hätte freuen können mit anderen zusammen. Dann hätte die Angst verschwinden können.

Wirkungen der Rekonstruktion der „Freudenbiographie"
Die Freudenbiographie bringt den Menschen in Kontakt mit sich selbst, und zwar mit dem Menschen, der auch freudig ist, der auch zur Freude fähig ist. In der Erinnerung wird die Freude wiederbelebt, und damit werden Situationen erneut lebendig, in denen wir mit uns und mit der Welt einverstanden waren, in denen wir bereit waren, uns zu öffnen, mit anderen zu teilen, in denen wir erlebt haben, daß Leben uns auch etwas geben kann, das über das Erwartete hinausgeht. In der Freude fühlen wir uns ganz, im Modus des Verbundenseins mit anderen Menschen, in einem Welterleben, das uns das Leben auch in seiner unerwarteten Fülle zeigt.

Dieser Analysandin eröffnete die Freudenbiographie einen neuen Zugang zu sich selbst, sie spürte sich mehr in ihren vitalen Seiten und sprach von einer neuen Geborgenheit in der Umgebung, für die sie jetzt Gefühle und Bilder habe. Sie konnte diese Freudenerinnerungen als Oasen des Selbstseins verstehen. Ihr wurde deutlich, daß sie nicht nur ein Opfer der Umstände und des Lebens gewesen war, sondern daß es immer auch gute Erfahrungen gab. Darüber hinaus war es wichtig, daß ihr bewußt wurde, wie man ihr die Freude verdorben hatte – und wie sie, im gleichen Stil, auch selber anderen die Freude verdarb oder zu verderben suchte. Da man Emotionen nur lebenslauforientiert studieren kann, ist es eine hilfreiche Methode, Freudenbiographien von verschiedenen Menschen in unterschiedlichen Lebenslagen zu vergleichen, um herauszufinden, was denn grundsätzlich die Freude ausmacht, wie sie weitergegeben und wie sie gehemmt wird.

Bei der Rekonstruktion der Freudenbiographie lernen wir etwas über unseren Ausdruck von Freude und darüber, wie sich die Art des Sich-Freuens im Laufe unseres Lebens verändert hat. Wir können uns dabei bewußt werden über das Verhalten, das wir an den Tag legten, um uns möglichst viel Freude zu sichern. Wenn wir unsere rekonstruierte Freudenbiographie dann ansehen, können wir spüren, was wir heute jeweils tun – und auf welche Weise –, um Freude zu optimieren: Wir verändern etwa unser Beziehungsverhalten so, daß mehr Freude ausgelöst wird, oder wir unternehmen gewisse Anstrengungen, weil diese Freude in uns auslösen, allenfalls sogar einen Zirkel des Sich-Freuens in Bewegung setzen. Wir finden selbstverständlich auch heraus, was die auslösenden Situationen für unsere besonderen Freuden waren und sind. Die sehr speziellen Auslöser für unsere Freude zu kennen, verweist uns auf die Möglichkeiten, wie wir uns in freudigere Stimmungen versetzen können. Weiß man beispielsweise von sich, daß man ziemlich bald aufgeht im Fotografieren, nimmt man nur eine Kamera in die Hand, dann kann man auch einmal die Kamera zur Hand nehmen, wenn das Leben gerade ziemlich öde erscheint. Es dauert dann ein bißchen länger, bis man sich ins Fotografieren verliert, aber man kann darauf vertrauen, daß dieses Fotografieren eine Aktivität ist, die einen freudiger stimmt als zuvor.

Wir können uns auch bewußt darüber werden, wie wir uns auch Freude jeweils erhalten können, und uns fragen, ob wir das wollen. Denken wir zum Beispiel an die Rekonstruktion der Freudenbiographie jener depressiven Frau zurück, die versucht, einem jeden Menschen Freude zu machen, damit sie sich dann selber auch wieder freuen kann – das ist ein ziemlich anstrengender Modus. Sinnvoller wäre es, dies nur bei den Menschen zu probieren, die auch wirklich Freude ausdrücken können, wenn ihnen eine Freude gemacht wird, die damit auch etwas zurückgeben. Solche Muster, mit denen wir Freude zu erhalten suchen, sind oft unbewußte Lebensmuster, die hinterfragt werden müssen.

Sodann finden wir bei der Rekonstruktion der Freudenbiographie heraus, auf welche Weise wir unsere Freude kontrollieren. Es gehört in unserer Zivilisation zum Erwachsenwerden, daß wir die Emotionen nicht einfach ungehindert und unzensuriert in die Beziehung einbringen. Die Frage ist: Wie wurde die Emotionskontrolle in unserem Leben erreicht? Ist sie nicht zu stark? Ist sie nicht so, daß wir unsere Freude zu sehr dämpfen, weil wir ein Ideal der Emotionslosigkeit haben? Wer war das Vorbild dafür?

Wir stellen auch fest, daß es widerstreitende Emotionen gibt, die von selbst die Freude dämpfen, ohne daß wir etwas dazu tun müssen. Angst ist eine solche Emotion, Angst und Freude können miteinander streiten. Es ist nicht gesagt, daß die Angst in jedem Fall gewinnen muß. Schuldgefühle und Freude können miteinander streiten. Wenn wir die Freude nicht mit einem anderen Menschen teilen können – sei es, daß wir selber schon nicht mehr so offen sind, daß wir Freude auszudrücken wagen, sei es, daß uns andere Menschen abblocken –, so dämpft das unsere Freude. Das geschieht auch dann, wenn unsere Freude von außen entwertet wird.

Auch daß Sorgen und Schmerzen einen Einfluß auf die Fähigkeit zur Freude haben, lernt man aus den Freudenbiographien. Eigentümlicherweise aber erfährt man anderes, als man zuerst erwarten würde. Man könnte nämlich vermuten, daß viele Schmerzen und Sorgen es nicht zuließen, daß die Freude erlebbar wäre, aber es ist eher umgekehrt; gerade von Menschen, die unter vielen Schmerzen zu leiden haben, hört man immer wieder, daß sie sich in den Momenten, in denen der Schmerz nachläßt, also Leben auch besser wird, sich intensiver freuen können. Viele können sich sogar trotz der Schmerzen an etwas freuen. Wenn das Leben sehr bedroht ist, ist die Freude nicht einfach verschwunden, sondern einzelne Freudensituationen können dann ganz besonders deutlich wahrgenommen werden. Sie vergehen aber auch wieder, und die Schmerzen nehmen dann wieder überhand. Es ist nicht so, daß unsere Sorgen die Freude einfach zudeckten. Denken wir etwa an Kriegssituationen, so haben wir manchmal den Eindruck, als ob gerade angesichts all der Sorgen und Grausamkeiten auch eine Meisterschaft entwickelt wurde, den Augenblick zu genießen und sich darüber auch zu freuen. Sich freuen zu können, hat sehr viel mit dem Genießen des Augenblicks zu tun, mit einer Haltung, die nicht ständig danach fragt, wie es morgen wohl weitergeht, oder sich gar selber davon überzeugt, daß alles sowieso nur schlechter werden könnte.

Eduard Mörike hat in seinem Gedicht „Verborgenheit“ in der dritten Strophe die Erfahrung von Schmerz und Freude meisterlich formuliert:

„Oft bin ich mir kaum bewußt
und die helle Freude zücket
durch die Schwere, so mich drücket,
wonniglich durch meine Brust.“[7]

Der folgende Text zum Thema Freude in bedrängter Lebenssituation stammt von Anaïs Nin, und ist dem Buch „Sanftmut des Zorns. Was es heißt, Frau zu sein“ entnommen.

„Nun habe ich eine Geschichte, die ich erzählen möchte (...) Im Jahre 1970 hatte ich Krebs im Anfangsstadium und erhielt zwei Wochen lang Bestrahlungen im Presbyterian Hospital in New York, täglich sechs Minuten. Da befand ich mich nun in diesem schmutzig-gelben Raum mit einer riesigen und abscheulichen Maschine in der Mitte. Es war furchterregend wie in einem Science-fiction-Roman. Man liegt auf dem Bett, und auf dem Körper wird eine kleine Zeichnung gemacht, wo die Strahlung hinzielen soll. Am allerschlimmsten ist, daß die Maschine ein schreckliches Geräusch macht. Wie konnte ich das bewältigen? Es war nicht leicht, aber ich beschloß, daß diese Maschine ein Projektor sei und daß ich nun für sechs Minuten einen Film über die schönsten, glücklichsten und freudigsten Tage meines Lebens sehen würde. Sobald die Maschine angestellt wurde, schloß ich die Augen, und der Film begann, ein Bild nach dem anderen von jenem Ort, an dem ich glücklich gewesen war, von jeder Begebenheit, einer nach der anderen. Zumeist war es das Meer und der Strand und Tahiti und Südfrankreich und Mexiko. Die Landschaft wechselte nicht so sehr, aber die Szenen taten es, und ich wählte sie immer aus. Nach sechs Minuten, wenn das Geräusch verstummte, war der Film zu Ende, und ich ging nach Hause. Meine einzige Sorge war, daß ich nicht genug Filmmaterial haben könnte, aber die automatische Folge der Bilder wurde so wirklichkeitsnah, daß ich mich einmal sah, wie ich eine Straße in Südfrankreich entlangfuhr und in meiner Erinnerung Durrell besuchen wollte, mich aber plötzlich besann und mir sagte: ‚Ich mag nicht diese Straße fahren, weil der Besuch nicht sehr glücklich verlief. Ich werde die andere Straße

---

[7] Mörike, Eduard (o.J.) Werke in zwei Bänden., Bd. 1. Insel Verlag Leipzig, S. 101

nehmen.' So ging es weiter; ich hatte genug Filmstoff für die täglichen sechs Minuten zwei Wochen lang, und ich wurde völlig geheilt. Heute bin ich vollkommen überzeugt davon, daß ich psychologisch sehr zur Heilung beigetragen habe (...) Es ist meine Überzeugung, daß es keine Situation und keinen Anlaß gibt, wo die psychische Lebenskraft, die Liebe und Freude zum Leben, uns nicht irgendwie verändern und ein Erlebnis so umformen kann, daß wir gern daran zurückdenken."[8]

Ich finde, das ist ein sehr bemerkenswerter Text, eine Veranschaulichung dafür, daß es auch in bedrohlichen Situationen möglich ist, die glücklichen Situationen des Lebens heraufzubeschwören, und daß dies eine Wirkung auf unsere Psyche hat. Die Rekonstruktion der Freudenbiographie macht es also möglich, daß wir uns wieder freuen. Anaïs Nin ist überzeugt, daß die Freude einen direkten Einfluß auf unsere Widerstandskraft hat. Es scheint wirklich so zu sein, daß wir bereiter sind zu leben, wenn wir uns wieder freuen können, und das hieße auch, daß wir dem Zerstörerischen mehr Widerstand entgegensetzen.

---

[8] Nin, Anaïs (1982) Sanftmut und Zorn. Was es heißt, Frau zu sein. Fischer, Frankfurt/M., S. 214f.

Lebensleidenschaft

Haben Sie Angst vor Leidenschaft, vor Leidenschaftlichkeit? Welche Gefühle beschleichen Sie, wenn Sie das Wort Leidenschaft hören? Welche Bilder tauchen auf? Wo wagen Sie leidenschaftlich zu sein? Wann wird es Ihnen peinlich, wenn jemand leidenschaftlich ist?

Was macht uns Angst an Leidenschaft?
Die Heftigkeit wohl, die in ihr ist, das Gefühl, daß wir die Leidenschaft nicht kontrollieren können, ihre Gefühlsintensität, die uns ergreift und uns über uns hinaus trägt, uns zu einem Verhalten bringt, das nicht rechnet, nicht spart, sondern alle unsere Energien auf etwas hin zentriert, dem eben unsere Leidenschaft gilt, ohne Rücksicht auf Verluste. Der Leidenschaft eignet etwas Maßloses – und eben deshalb wird ohne Leidenschaft auch nie etwas Großes getan. Und deshalb kann die Leidenschaft uns auch über uns hinaus bringen. Aber alle jene Strebungen in uns, die auf Sicherheit bedacht sind, auf Überschaubares, alles in uns, was schon das Übermorgen gern geplant, gesichert und fertig hätte, zittert vor der Leidenschaft – Leidenschaft bringt alles durcheinander. Leidenschaft ist heftig, zäh und intensiv, sie läßt sich durch Widerstände irritieren, aber eigentlich ist sie dazu da, Widerstände zu überwinden, wenn sie das nicht kann, dann ist es eine zu wenig leidenschaftliche Leidenschaftlichkeit.

Leidenschaft hat einen Aspekt der Kraft, der Intensität, der Gewalt, in ihr zentrieren sich die Kräfte: Wenn wir leidenschaftlich sind, sind wir auf ein Ziel bezogen, dem sich alle anderen Ziele unterordnen. Sie setzt voraus, daß mich etwas ergreift, packt, erfaßt, das ich leidenschaftlich begehren kann, worauf ich mich voll einlassen kann, und das entweder zur Ausweitung der Persönlichkeit führt oder zu deren Untergang. In der Leidenschaft bin ich ganz bei mir und gleichzeitig auch über mich hinaus.

Oder wie Kierkegaard es ausdrückt: „In der Leidenschaft ist das existierende Subjekt unendllich gemacht in der Ewigkeit der Phantasie und doch am allerbestimmtesten es selbst.“[1]

Leidenschaftlich sein heißt, unter der Herrschaft der Affekte zu stehen – und das werten wir oft als unreif – die Griechen hätten dazu wohl gesagt: von einem Gott ergriffen sein.

Im Phaidros von Platon steht dazu eine erhellende Stelle: Da wird darüber gesprochen, daß es zwei Arten von Wahnsinn gebe, eine Art Wahnsinn als menschliche Krankheit, die andere Art „aus göttlicher Umwechslung des gewöhnlichen ordentlichen Zustands.“ Den göttlichen Wahnsinn unterscheiden sie, je nachdem, von welchem Gott er verursacht ist. So kann man etwa von Apollo ergriffen sein, von einer Leidenschaft zur Weisheit, von Dionysos, von einer Leidenschaft zum immer wieder aufbrechenden Leben der Natur und von einer Leidenschaft zum Körperlichen, von den Musen, als der Leidenschaft zum Dichterischen, Künstlerischen, und von der Aphrodite und von Eros, der glühenden Liebesleidenschaft.[2]

Leidenschaft gehört in den Symbolkreis des Feuers:

Zunächst „fangen“ wir einmal „Feuer“, sind „Feuer und Flamme“ und werden dann von diesem Feuer verzehrt. Leidenschaften ergreifen uns, begeistern uns, verzehren uns. Feuer kann wandeln – denken Sie an die große Bedeutung, die das Feuer für das menschliche Leben hat – Feuer kann aber auch zerstören. Es gibt auch keine Wandlung ohne Zerstörung, die Frage ist die: wieviel Wandlung?, wieviel Zerstörung? Aber nicht der Endzustand des Feuers macht sein Wesen aus, sondern das Brennen: ein Feuer muß brennen, um ein Feuer zu sein. Und ein Feuer brennt sehr konzentriert: Es kann sich zwar ausbreiten, wenn es einmal brennt, aber ein Feuer, das nur da und dort aufflackert, ist kein rechtes Feuer und wird kein rechtes Feuer. Feuer ist gesammelt; zu vergleichen mit der Konzentration, die eine Leidenschaft auf ihr Ziel hin von dem Menschen, den sie ergriffen hat, erzwingt. Und

---

[1] Kierkegaard, S. (1922–1925) Philosophische Brocken I. Teil, Ges. W. Bd. VI, Jena, S. 231.

[2] Platon, Phaidros 265 a – c. Zit. nach Platon, Sämtliche Werke (1967) Rowohlt, Reinbek 1967.

die Energie, die in diesem Verbrennungsprozeß liegt, ist wohl vergleichbar der Energie, die in den Leidenschaften liegt, und die für den Träger der Leidenschaft gesteigertes intensives Selbsterleben bedeutet, oder ungeheure Qual – je nachdem, wie er sich zu seiner Leidenschaft stellt. Aber auch Qual ist intensiveres Selbsterleben.

Kleine Feuer sind gut unter Kontrolle zu halten, aber das heißt natürlich auch, daß sie nicht viel anrichten können, also auch nicht viel bewirken. Große Feuer können eine solche Gewalt entwickeln, daß wir fliehen müssen. Und das ist ja der Grund, weshalb wir Feuer auch fürchten, so wie wir auch die Leidenschaften fürchten. Groß genug müßte ein Feuer sein, daß es bewirken kann, was es soll – nicht so groß, daß es nur noch zerstört.

Wenn man selber ein Feuer macht, muß man ungeheuer achtsam sein, daß es weder erlischt, noch zu groß wird. Und bei aller Achtsamkeit kann Unvorhergesehenes eintreten, etwa ein plötzlich auftretender Wind. Wie denn ja Feuer nicht einfach isoliert ist – nichts ist isoliert auf der Welt, alles ist mit allem verflochten – so ist euer Feuer unabdingbar verbunden mit dem Wind, oder wenn Sie so wollen, mit dem Geist.

Im Feuer des Pfingstwunders zeigt sich der enge Zusammenhang zwischen Wind und Feuer – zwischen „Geist" und Emotion –. Ausdruck vielleicht für eine leidenschaftliche Begeisterung, die die Menschen ergriffen hat?, und – da das Ziel der Leidenschaft beim Pfingstwunder ein gutes ist, eine Leidenschaft, die also in sich gut ist?

Im Umgang mit der Leidenschaft wird immer wieder betont, daß sie danach zu beurteilen ist, was ihr Ziel ist. Und es gibt dann jeweils „höhere" und „niederere" Ziele. Richtig daran scheint mir, daß Leidenschaft an sich weder gut noch böse ist, sondern eine menschliche Gestimmtheit, eine menschliche Möglichkeit, die die Beziehung zu anderen Menschen und zur Welt wesentlich intensivieren kann. Leidenschaft ist grundsätzlich emotionelle Intensität, die auf Veränderung drängt.

Was hat es nun aber mit den „höheren" und „niedereren" Zielen auf sich? Praktisch gefragt: Ist eine sexuelle Leidenschaft negativer zu beurteilen als z. B. eine leidenschaftliche Liebe eines Mystikers zur Sophia, zu göttlicher Weisheit? Jede dieser Leidenschaften kann den, den sie ergriffen hat, beglücken, ausfüllen, beschwingen, zu großen schöpferischen Taten hinreißen – oder aber überfordern, zerbrechen. Das leuchtet vielleicht bei der sexuellen Leidenschaft zunächst eher ein, das kennen wir aus Romanen usw. Von den Mystikern kennen wir im allgemeinen nur die, denen es gelungen ist, ihrer Leidenschaft eine Form zu geben, von denen, die daran zerbrochen sind, wissen wir nicht. Heute finden Sie sie vielleicht manchmal in der Psychiatrie.

Ich bin mir auch nicht so sicher, ob wir wählen können, ob unsere Leidenschaften uns von oben oder von unten ergreifen, und ob letztlich nicht oben und unten dasselbe ist?

Und wer weiß denn so ganz sicher, welches höhere Ziele sind? Höher in bezug worauf?

Ich meine, daß versteckt in dieser Unterscheidung zwischen höheren und niederen Zielen die Ablehnung der Leidenschaftlichkeit und der Leiblichkeit zu sehen ist. Von der Antike bis zur Gegenwart geht doch immer wieder der Aufruf an den Menschen, der immer mit seinen Emotionen und Gefühlen ringt, – und das ist unser Lebendigstes – sachlicher zu werden, die Welt und Situationen als Sache an sich anzusehen, objektiv zu werden.

Daß man damit aber die Betroffenheit des Menschen, die nur aus einem emotionellen Beteiligtsein eben an dieser Welt resultieren kann, vermindert, den Bezug zur Welt und zum Mitmenschen „neutralisiert"[3], fällt uns erst dann auf, wenn etwa Untersuchungen publiziert werden, die aufzeigen, daß gewisse Soldaten in Vietnam keinen Unterschied kannten zwischen dem Töten eines Rehs und dem Töten eines Menschen.[4]

Die Aufforderung zur Kontrolle über die Emotionen, die dann den reifen Menschen auszeichnen sollte, kann auch zu weit gehen, nämlich so weit, daß unser ganzer Bezug zu den Mitmenschen und zur Welt ein unemotionaler, ein unbeteiligter, ein unbetroffener ist. Beziehungsfähigkeit, Zärtlichkeit, Liebe werden eingeschränkt und abgedrängt in speziell dafür vorgesehene Räume. Das kann wohl kaum unser Ziel des Menschseins sein.

---

[3] Hofstätter, P. R. (1960) Psychologie. Fischer Lexikon. Frankfurt/M., S. 115.
[4] Mantell, D. M. (1978) Familie und Aggression. Zur Einübung der Gewalt und Gewaltlosigkeit. Fischer, Frankfurt/M. 1978.

Ganz abgesehen davon ist damit das Problem der Emotion und der Leidenschaftlichkeit auch wieder nicht gelöst. Emotionen lassen sich nicht einfach verdrängen. In der Studie von Mantell werden Aussagen von Soldaten dokumentiert, die eindeutig zeigen, daß sie leidenschaftlich getötet haben. Und das ist das, was ich fürchte: Wenn wir unsere Leidenschaften – ob mit höheren oder niederen Zielen, die uns Lebensfreude, Freude, Sinneserlebnisse, Gotteserlebnisse bringen, die uns schöpferisch unser Leben vollziehen lassen – nicht risikoreich leben, und das Leben uns dann entsprechend langweilig wird, wieviel Leidenschaft zum Zerstören haben wir dann angesammelt? Krieg war ja nie nur eine scheußliche Sache, Kämpfen hatte immer auch einen Rauschaspekt, einen Aspekt der Leidenschaft.

Und nun habe ich auch eine Wertung der Ziele der Leidenschaft eingeführt: Ich möchte unterscheiden, ob eine Leidenschaft mehrheitlich auf Schöpferisch-Sein oder auf Zerstörerisch-Sein ausgerichtet ist. Mehrheitlich: es ist nie etwas nur schöpferisch oder nur zerstörerisch.

Für Jung ist der schöpferische Impuls im Menschen der wichtigste Instinkt und seine größte Kraft. (Zarathustra 7/45). Und der Mensch wird dann destruktiv, wenn er diese schöpferischen Impulse, die man in allen Lebenssituationen haben kann, nicht zuläßt. Diese schöpferische Kraft steckt bei Jung hinter dem Drang zur Selbstverwirklichung – der leidenschaftlichen Selbstverwirklichung. Dabei meint Selbstverwirklichung zweierlei: Einmal das Erreichen einer immer größer werdenden Autonomie, also immer größerer Selbständigkeit und Selbstverantwortlichkeit, andererseits eine Entwicklung im Sinne des „Werde, der du bist", im Bewußtsein dessen, daß jeder Mensch ein „Lebensträger" ist, daß es deshalb wichtig ist, daß er lebt, und daß er *seine* ihm eigensten Lebensmöglichkeiten entfaltet, daß er das lebt, was in ihm angelegt ist.

Diese Selbstverwirklichung schließt den Mitmenschen nicht aus, sondern ein. Dazu Jung: „ ...denn die Beziehung zum Selbst ist zugleich die Beziehung zum Mitmenschen, und keiner hat einen Zusammenhang mit diesem, er habe ihn denn zuvor mit sich selbst."[5]

---

[5] Jung C. G. (1971) Praxis der Psychotherapie. Ges. W. Bd. 16, Walter Olten 1971, S. 248.

Wenn dieser Drang zur Selbstverwirklichung gehemmt wird, der Veränderung bei sich, aber auch in den Beziehungen zu den Mitmenschen bewirkt, z. B. in dem Sinne, daß es uns besser gelingt, zu uns zu stehen, wie wir sind, mit allen Schatten- und Sonnenseiten, Kontraste in unserer Persönlichkeit auszuhalten, wenn er gehemmt wird, indem z. B. rigorose Anpassung an ein System gefordert wird, das dem Individuum nicht entspricht, dann wird dieser kreative Drang destruktiv.

In der Studie von Mantell über die „Green Berets", einer Spezialtruppe im Vietnamkrieg, wurde das Familienklima, in dem diese Soldaten aufgewachsen sind, untersucht und so beschrieben:

„Nach außen hin gefestigt, selbstgenügsam und intakt. Nach innen: stark konformistisch, hart, autoritär, intolerant, gewalttätig, feindselig, gereizt. Den Kindern werden strenge Regeln auferlegt. Die Eltern sind zueinander und zu den Kindern kalt, streng und unduldsam ... Es gibt wenig Raum für eigene Gefühle und Meinungen ... Das Familienleben wurde durch ein ‚überwältigendes System konformistischer Anforderungen beherrscht' ... Feinfühligkeit und Zärtlichkeit wurden insbesondere für Männer als Zeichen der Schwäche angesehen und daher unterbunden ...[6]

Hier wird ein Familienklima beschrieben, das die emotionellen Bedürfnisse der Kinder außer acht läßt und das dazu führt, daß gerade die Emotionen, die uns zu den Menschen hinführen, unentwickelt bleiben: Liebe, Zärtlichkeit, freundliche Verbundenheit, Vertrauen; stattdessen werden die Emotionen, die von den andern Menschen abschließen, etwa Haß und Furcht, stimuliert. Und weil man sich den Menschen nicht freundlich verbunden fühlt, hat man das Bedürfnis, die Menschen zu bezwingen. Das ist wohl auch als eine Identifikation mit den autoritären Eltern zu sehen, jetzt will man selber an der Stelle stehen, wo man über andere bestimmt, sogar über ihr Leben und ihren Tod. Aber nicht nur ein Familienklima kann so sein: Wir können ein solches Familienklima ab und zu auch in uns selbst spüren; wir werden immer wieder ringen müssen mit uns, in uns, wenn wir unsere Gefühle hart, autoritär, intolerant beurteilen und abwürgen, weil unsere Emotionen eben vielleicht zu niedere Ziele anpeilen, wenn wir ge-

---

[6] Zusammengefaßt in: Ulrich D. (1982) Das Gefühl. Eine Einführung in die Emotionspsychologie. Urban und Schwarzenberg, München, S. 140.

walttätig die Freude dämpfen, weil sie für unsere gesellschaftlichen Gepflogenheiten zu laut ist ... usw.

Viele unserer Leidenschaften werden als „primitiv" gewertet, als unfein. Ist es wirklich ein Zeichen von höherer Entwicklung, von Reife, wenn wir mit traurigen oder unbeweglichen Gesichtern, denen nur noch ein müdes Lächeln zu entlocken ist, dahinleben? Wird da nicht auch wieder das Natürliche, das, was Vitalität bringt, bekämpft?

Das Zulassen von Emotionen schafft natürlich viele Probleme: Eine Familie, in der die Kinder ihre Emotionen, ihre Bedürfnisse einbringen, muß mehr Konflikte lösen, als eine Familie, in der alles so sauber und klar geregelt ist; dafür lernen die Kinder, wie man Konflikte löst, wenn es gut geht. Das Familiensystem, das harte Strukturen kennt, bietet natürlich auch die Sicherheit – Vorschriften sind ja auch sehr bequem, man muß dann nicht herausfinden, was man tun möchte, und was man verantworten kann, man braucht bloß zu gehorchen. Aber in diesen autoritären Familien schwelen die Konflikte, werden nicht ausgetragen, man regiert: wenn einer nicht gehorcht, werden Sanktionen verhängt. In einer Familie, wo Emotionen zugelassen werden, kann man nicht regieren, da muß man miteinander versuchen, die anstehenden Probleme zu lösen.

Traurige, frustrierte, sachliche Menschen sind bestimmt besser regierbar als freudige, lebendige.

Was in diesen von Mantell beschriebenen Familien geschieht, ist vielleicht extrem, aber ein Spiegel der Probleme, die wir als Gesellschaft haben, und die m. E. damit zusammenhängen, daß wir im Dienste der Werte der Selbstbeherrschung, der Kontrollierbarkeit, der Zuverlässigkeit, der Voraussagbarkeit und nicht zuletzt der hohen ethischen Bewertung einer reibungslosen Pflichterfüllung und einer Abwertung des Körpers und des Körperlichen, der ganzen weiten Fülle des „Sinnlichen", die Emotionalität in weitem Maße unterdrückt haben.

Diese Werte sind kollektiv noch weitgehend gültige Werte, wenn ich auch meine, feststellen zu können, daß dagegen eine recht intensive Gegenbewegung eingesetzt hat mit der neuen Beziehung zur Natur, zum Körper, einer neuen Spiritualität, einer Wertschätzung der Kreativität, einer Wertschätzung auch der

Echtheit, der Spontaneität – und man weniger den guten Formen und dessen folgt, wie „man“ es zu machen hat.[7]

Natürlich ist diese Gegenbewegung noch ein sehr zartes Pflänzchen und ich glaube nicht, daß wir, auch wenn wir uns zur Gegenbewegung, oder zu irgend einer dieser Gegenbewegungen rechnen können, nur „alternativ“ sind.

Alte Werte und neue Werte streiten miteinander, und es braucht recht viel Achtsamkeit im Alltag, um zu sehen, unter welcher Herrschaft man nun gerade steht.

Anders ausgedrückt: mir scheint, wir haben gegenwärtig eine Kriegs- *und* eine Friedensmentalität.

Der Kriegsmentalität möchte ich die Friedensmentalität gegenüberstellen:

An die Stelle der Macht träte das Erleben des schöpferischen Verändern-Könnens, die Freude des Bewirkens. An die Stelle der Herrschaft die Solidarität, die Idee, miteinander etwas zu entwikkeln und die Bereitschaft, den andern Menschen wahrzunehmen, in seinen Bedürfnissen, mit seinen Emotionen, Eros, Freude, Trauer, Wut, Aggression und Depression. An die Stelle der Kontrolle über den andern müßte Achtsamkeit auf die eigenen Bedürfnisse und auf die Bedürfnisse der anderen kommen. Statt Abspaltung also Integration, Beziehung, Liebe.

Friedensmentalität brächte kein Paradies, sondern sehr viele Konflikte, aber auch die Entschlossenheit, die Konflikte auszuhalten und Wege zu finden, diese Konflikte zu lösen oder sie gemeinsam zu überwachsen. (Jung, C. G.: „Ich hatte nämlich inzwischen einsehen gelernt, daß die größten und wichtigsten Lebensprobleme im Grunde genommen alle unlösbar sind; sie müssen es auch sein, denn sie drücken die notwendige Polarität, welche jedem selbstregulierenden System immanent ist, aus. Sie können nie gelöst, sondern nur überwachsen werden.“[8])

Friedensmentalität ist mehr dem Drang zum Gestalten, dem Drang des Lebens, sich auszuleben (élan vital, Bergson) verpflich-

---

[7] Vgl. Ferguson, M. (1982) Die sanfte Verschwörung. Sphinx Verlag, Basel.
[8] Jung, C. G., Wilhelm, K. (1929) Das Geheimnis der goldenen Blüte. München, S. 12.

tet, und müßte sich daher immer um Stabilität sorgen. Selbstverständlich wäre auch die Haltung der Friedensmentalität ein Umgehen mit unserer Unsicherheit und ein Bestimmen darüber, welche Werte wir unserem Leben geben wollen, wenn es den schon so bedroht und so kurz ist. Auch das ist eine Antwort auf das Sterbenmüssen. An die Stelle des Habens träte ein Gefühl des Ausgefülltseins, das aus der Möglichkeit des Gestaltens resultiert, der „Fortschritt" würde sich im Arbeiten an unserer Menschlichkeit und Beziehungsfähigkeit zeigen. Man bekäme damit das Leben sicher nicht in den Griff – was man ja mit der Kriegsmentalität auch nicht bekommt – aber man könnte lebendig sein, das Leben lieben und genießen – auch wenn es vom Tod bedroht ist. Wir müßten unser Onmipotenzgebaren opfern, den Rhythmus von Gelingen und Mißlingen, von Gewinnen und Verlieren, von Sicherheit und Unsicherheit akzeptieren, als einem Leben angemessen, das den Tod immer wieder kennt, wir wären verletzlich und verwundbar – müßten trauern und könnten uns freuen.

Die Kriegsmentalität kennt Sieger und Opfer, die Friedensmentalität würde Betroffene kennen.

Leidenschaft ist bei beiden Mentalitäten vorhanden: verdeckter bei der Kriegsmentalität und in einem andern Dienst.

Aber die Leidenschaft, die darin steckt, wenn wir so herrlich destruktiv sind, ich denke nicht an Mord oder dergleichen, sondern an unsere Alltagsdestruktionen – und die Emotion, die man hierbei oder bei einer kreativen Arbeit erleben kann, sind von der Intensität her nicht verschieden: sie lassen nur einen andern Nachgeschmack zurück. Bei der Destruktion ist man nachher selbst zerstört, bei einer Kreation ist man belebt. Machtgier, Gier, den anderen zu beherrschen, ist auch eine Leidenschaft, eine Leidenschaft, die wohl auch Leidenschaft zum Leben verbirgt, die aber Leben als kämpfen und gewinnen versteht. Hinter der Friedensmentalität stünde die Lebensleidenschaft unverstellter, eine Leidenschaft zum Leben und zum Lebendigen. Und mir scheint, sie wäre wirklich ein Weg aus der „Opferhaltung" heraus.

Aber so weit sind wir noch lange nicht: Bestenfalls kennen wir beide diese Mentalitäten in uns, und zu oft merken wir nicht, wie wir Friedensmentalität mit den Methoden, die wir unserer Kriegsmentalität verdanken, unter die Leute verbreiten wollen – so z. B. „Krieg" für eine gerechte Sache.

Kurz zusammengefaßt ist die Frage die: Können wir Machtstrukturen in Beziehungsstrukturen umwandeln: im einzelnen, in den Zweierbeziehungen, in den Kleingruppen ... weltweit? Und das meine ich, können wir nur, wenn wir Emotionen so weit als möglich zulassen, weil wir dann wieder in einem Verhältnis der Betroffenheit zum andern Menschen stehen.

Es irritiert mich zunehmend, wenn in Gesprächen über unsere heutige Lebenssituation nur noch das Bedrohliche genannt wird, wenn die Bedrohungen geradezu angehäuft werden, mit Zahlen untermauert, die angeblich stimmen sollen. Für den Fortgang des Lebens gibt es keine Zahlen, die stimmen.

Diese Gespräche werden aus Sorge um unser Leben geführt und um unsere Lebensqualität – nur scheint mir, sind sie dennoch in sich oft recht destruktiv –, sie erreichen das Gegenteil von dem, was sie erreichen sollten. Würde man noch daran zweifeln, daß viel Destruktives in der Welt ist, diese Gespräche, die doch eigentlich das Leben wollen und unverhofft in die Hoffnungslosigkeit abgleiten, könnten es uns zeigen. Diese Gespräche gipfeln dann oft darin, daß einer, der noch eine Chance sieht, etwa von der Kraft der Natur zum Überleben spricht, als Optimist oder als Ignorant abgetan und nicht ernst genommen wird. Ernst sind offenbar nur die Beiträge, die die totale Katastrophe vorwegnehmen und die uns damit zu totalen Opfern erklären. Diese Gespräche, diese Informationen sind notwendig, sie rütteln auf, – in ihrem destruktiven Sog aber wirken sie nicht aufweckend, aktivieren sie nicht eigene Überlebenskräfte, sie polarisieren vielmehr: Auf der einen Seite stehen die potentiellen Opfer, die nichts tun können und ausgeliefert sind; ihnen gegenüber stehen die Aggressoren, die schwer zu beeinflussen sind. Von irgendwoher müßte Hilfe kommen. Auch unter denen, die sich um den Frieden sorgen, macht sich eine ähnliche Polarisierung bemerkbar.

Aus der psychotherapeutischen Situation ist uns diese archetypische Konstellation gut bekannt: Das Opfer, das einerseits den Aggressor abgespalten hat, ihn überall in der Außenwelt wähnt, sich von ihm bedroht, verfolgt sieht, andererseits dringend einen Helfer braucht, der dann leicht auch zum Opfer wird, oder der in die

Rolle des Aggressors, des Angreifers oder des Schuldigen hineinrutscht.

Diese Konstellation ist uns aber auch aus der Weltsituation bekannt, kommt überall vor, wo Menschen miteinander umgehen aus einer Kriegsmentalität heraus.

Archetypische Konstellationen nenne ich diese Konstellation, weil es um eine Dynamik geht, die immer wieder beobachtet werden kann, die in sich aber das Menschheitsthema des Opfers beinhaltet.

Progressiv betrachtet hieße das: Einem übergeordneten Wert, einem Gott etwas opfern, dadurch den Gott versöhnen und die Beziehung zu ihm erneuern, damit aber auch selber neu werden, mit neuer Bedeutsamkeit im Leben stehen. Das wäre die progressive Position.

Bleiben wir zunächst bei der regressiven:

Dazu ein Beispiel: Hubert, ein junger Akademiker, erfolgreich im Geschäft seines Vaters tätig, fühlt sich überall zurückgewiesen: von Geschäftsfreunden, von Freundinnen, von Frauen überhaupt, aber auch vom Garagisten, von ehemaligen Studienfreunden. Er empfindet, daß ihn alle abweisend behandeln, daß keiner Wert auf seine Gesellschaft legt. Er fühlt sich ständig von Beeinträchtigungen bedroht: wähnt, er könnte sich verletzen, er könnte seine gute körperliche Verfassung verlieren, weil er altern wird, er könnte krank werden, Schmerzen haben, ein anderer könnte ihm den Rang ablaufen. Er würde einmal keine Altersrente mehr bekommen, weil immer mehr Leute alt werden, er würde aber auch keine reine Luft mehr haben, wenn er älter wird: „Ich bin ein Opfer, ein Opfer der Lebensumstände, meiner Eltern, der Gesellschaft." Und ich fügte hinzu: „Und ein Opfer des Lebens überhaupt, das den Tod kennt." Ich bat Hubert, sich ein Bild für diese Situation des Opfer-Seins vorzustellen, in dem er das, was er mir jetzt erzählt hatte, körperlich auf sich wirken lassen und versuchen sollte, dieses Gefühl sich in einem Bild darstellen zu lassen. Sein Bild: „Ich sehe mich, ganz eingeschnürt vom Kopf bis zum Fuß, eine Mumie eigentlich. Das gibt mir ein Gefühl der Bewegungslosigkeit, der ungeheuren Einschränkung meiner Bewegungsmöglichkeiten, aber es ist auch ganz schön, ich bin da geschützt."

Ich bat Hubert, ein Gegenbild zu diesem Bild zu erfinden: „Ich sehe mich, wie ich diese Schnüre zerreiße, ich explodiere in wilder Entschlossenheit, diese Schnüre müssen weg. Das macht mir Freude. Aber natürlich kommt wieder jemand und schnürt mich ein. Jemand? So ein geschniegelter Herr. Aber er schafft es nicht." Auf die Frage, welches Bild ihm näher sei, sagte Hubert: „Schnüre zerreißen ist viel befriedigender, aber so eingeschnürt sein ist irgendwie so schön tragisch. Ich muß dann nichts tun."

Ein Zurückweisungskomplex, ein Beeinträchtigungskomplex, wie er oft vorkommt, von Hubert auch „komplexhaft" dargestellt, in dem Sinne, daß er diese Beeinträchtigung und diese Zurückweisung überall sieht, überall erlebt, geradezu in den wilden Sog aller Zurückweisungen gerät, die ihm geschehen, sie sammelt. Das ist das Komplexhafte daran: es kann kein anderes Erklärungs- und Erlebnismodell beigezogen werden als eben: ich werde zurückgewiesen, ich werde beeinträchtigt. Selbstverständlich wurden diese Erlebnismodelle in seiner Lebensgeschichte gebahnt. Sie sind aber auch Ausdruck dafür, daß er eine neue Lebenseinstellung haben sollte, gewisse Bequemlichkeiten opfern müßte, und noch nicht bereit ist, es zu tun. Er opfert sich lieber ganz, sich selber, als daß er ganz konkrete Verhaltensweisen und Haltungen opfern würde.

Ich bat Hubert, ein Gegenbild zum Opferbild zu kreieren, weil in jeder dieser komplexhaften Lebenssituation auch die Energie steckt, die zur Weiterentwicklung nötig ist. Immer ist auch ein Gegenbild vorhanden, das man aber nicht sehen will oder noch nicht sehen kann. Im Falle von Hubert ist klar ersichtlich, daß er genügend Energien hat, um auszubrechen, es ist aber auch so, daß der „geschniegelte Herr" ihn immer wieder einschnüren wird. Wer ihn also so sehr beeinträchtigt, ist der geschniegelte Herr, für ihn ein Ausdruck für einen Persönlichkeitsaspekt in ihm, der immer gut aussehen, nie jemandem mißfallen wollte. Dieser Persona-Aspekt war Hubert im Laufe unserer therapeutischen Arbeit sehr einsichtig geworden. Selbstverständlich könnte man jetzt tiefer graben und sich überlegen, weshalb er denn so einen „geschniegelten Herrn" nötig hat. Ich will das hier nicht tun, weil es mir um die Opfer-Helfer-Aggressor-Thematik geht.

In Huberts Bild wird klar, daß er den Aggressor auf den geschniegelten Herrn projiziert, daß er ohne weiteres selbst aggressiv sein kann, es aber nicht unbedingt will. Die Situation des

Eingeschnürtseins im Bild von Hubert wirkt auf mich destruktiv. Hier ist gesunde Aggression gebremst. Schon beim Zurückweisungs- und Beeinträchtigungskomplex wundert es, wie Hubert nur sich selber als den Zurückgewiesenen sieht, den Beeinträchtigten, und nicht auch, wie er zurückweist, wie er auch beeinträchtigt. Dieser aggressive eigene Aspekt ist nicht gesehen, ist bei den anderen, beim Leben, bei den Verhältnissen. Darauf angesprochen, wird Hubert klar, daß er gar nicht bloß Opfer ist, sondern daß er durchaus auch andere Menschen zurückweist, ja, daß vielleicht dieses Erlebnismodell des immer und überall Zurückgewiesen-Werdens daraus resultiert, daß er zwar selbst zurückweist, aber nicht bewußt. Nur wirkt unbewußte Aggression natürlich auch. Und es ist durchaus so, daß, wenn wir den Menschen zurückweisend begegnen, sie diese Zurückweisung als Distanz erleben und sich auch distanziert verhalten.

Aggression wird von Hubert als etwas „Schattenhaftes" erlebt, als etwas, was nicht sein sollte, was sich nicht mit dem Bild, das er von sich hat, verträgt. Dabei verfällt er auch dem Irrtum, daß Aggression etwas „Böses" ist.

Aggression ist zunächst weder gut und böse, Aggression ist der Drang, an Menschen, an Dinge heranzugehen, um sie in Bewegung zu bringen, natürlich auch im Sinne des Anpackens. Je gehemmter die natürliche Aggression ist, um so leichter wird sie destruktiv, um so mehr fürchten wir uns vor unserer eigenen Gewalttätigkeit. Aggression bedeutet natürlich auch, daß wir uns in Gegensatz zu jemandem stellen können und dafür kaum geliebt werden. Ein Grund für viele Menschen, ihre Aggressivität nicht zu sehen und nicht zu leben, dafür werden sie dann von ihr überfallen. Diese Aggression sehen, in allen Schattierungen, mit den Phantasien, die dazu gehören, sich zu entscheiden, was davon gelebt werden kann, was nicht, was einfach als psychische Spannung ausgehalten werden muß, das ist Arbeit am Schatten.

Und diese Arbeit am Schatten macht uns erst „konfliktfähig", weil wir dann am Konfliktpartner nicht nur die Gegenposition sehen, die wir ja nicht gelten lassen können, weil sonst unsere Verdrängung nicht aufrecht erhalten werden könnte, sondern nun in ihm einen Menschen, der auch zwischen den Positionen steht und um sie ringt.

Es ist für Hubert einsichtig, daß er auch zurückweisen kann, daß das ein Aspekt dieser Komplexkonstellation ist, er will diese Perspektive aber nicht so gern sehen. Er genießt es, Opfer zu sein. Das ist so schön tragisch, da kann er auch Anspruch auf Hilfe von außen haben. Insgeheim geschieht wohl eine Verknüpfung von Aggressor und Helfer: Zwar ist klar, daß der Helfer nicht der Aggressor ist, aber er stammt aus der gleichen Umgebung, deren Opfer man ist, und der Helfer macht einen ja auch nur zu leicht noch mehr zum Opfer. Das ist wiederum eine archetypische Struktur: Helfer brauchen Opfer. Wenn wir sagen, wir seien Opfer der Bürokratie, z. B., dann sind wir diese Opfer, weil wir nach Hilfe gerufen haben und uns dann plötzlich zuviel Hilfe zuteil wird.

Hilfe schafft Opfer, Angebot schafft Nachfrage. Wenn die Nachfragenden aber zu Opfern werden, scheint es mir wichtig, unsere Angebote zu überprüfen.

Wesentlich ist zu begreifen, daß wir im Umgang mit Opfern in dieselbe archetypische Dynamik geraten, in der die Opfer sich befinden, daß es eine Anstrengung kostet, aus dieser Dynamik sich herauszuhalten und eine andere Dynamik anzustreben, die Entwicklung möglich macht.

Wenn jemand sich so sehr als Opfer empfindet, dann ist das schon Ausdruck für eine Situation, die zu lange stagniert; die Aggression, die die Situation in Bewegung bringen würde, ist dann auch abgespalten; an deren Stelle soll der Helfer kommen, der, wenn er geschickt vorgeht, die abgespaltene Aggression hereinholt.

Was ist aber das Numinose an diesem Opfer-Sein? Steht dahinter nicht doch das Grundthema des ursprünglichen Opferns: Sich mit etwas, das über uns hinausgeht, ja mit einem Gott, in Verbindung zu setzen, ihm etwas geben, ihn dadurch zu versöhnen, so daß das Leben wieder neu weitergehen kann? Vielleicht auch: dem allzu profanen Leben einen Aspekt des Heiligen wieder einzufügen? Übertragen heiße das: etwas von meinem Leben wegzugeben, im Hinblick auf etwas, das den gegenwärtigen Moment übersteigt, auf meinen Entwicklungsweg hin, auf mein Leben als Ganzes, wissend, daß das Opfer auf etwas Größeres hin Wandlung bewirkt, zumindest Wandlung in meinem Erleben von mir selbst. Es gilt dabei zu bedenken, daß wir verschiedene Arten des Opferns kennen: ein aktives Opfern und ein passives, resigniertes Opfern.

Der Gedanke, sich zum Opfer bringen zu können, ist eine Vorstellung, die die Geschichte durchzieht, am deutlichsten ausgeprägt in der Gestalt von Christus: Sich zum Opfer bringen, damit eine wesentliche Wandlung für die Menschheit geschieht, eine Verbesserung der Lebensqualität, das ist der Sinn dieser Opfervorstellung. Dieser Gedanke des Sich-zum-Opfer-Bringens ist dort zu sehen, wo jemand sich ganz in den Dienst einer Sache stellt, in Erwartung eines Wunders. Dabei ist wohl wesentlich der Aspekt des sich ganz für eine Sache Einsetzens, der totalen Hingabe. Auch das ist ein Opfer, aber zugleich ein „aggressives" Opfer; jemand setzt, im Bewußtsein, keine andere Wahl zu haben, alle seine Kräfte ein. Noch klarer zum Ausdruck kommt die Aggression bei jenen Menschen, die sich opfern und dabei die Welt aufmerksam machen auf dieses Opfer: Sie können die Welt nicht verändern, als dadurch, daß sie sich opfern und dieses Opfer alle erschüttert. Ich denke dabei an den aus Protest fastenden Gandhi oder an die erschütternden Selbstverbrennungen, die ursprünglich von buddhistischen Mönchen aus Protest gegen den Vietnamkrieg begonnen wurden. (Ich denke nicht an die, die dieses Opfer nachgeahmt haben).

Bei diesem aktiven Opfer ist die Aggression nicht abgespalten, sondern sie ist Bestandteil des Opfers, drückt aber auch aus, daß anders die Veränderung nicht mehr möglich ist. So oder so berührt das Thema des Opfers eine Grenzsituation des menschlichen Lebens, vom Gedanken des Absoluten durchdrungen.

Könnte es sein, daß das passive Opfer, das resignierte Opfer, diese Veränderung, diese ganze Hingabe letztlich auch meint, sie aber aus irgendeinem Grund nicht erreicht? Auch diejenigen, die sich zum Opfer machen, wirken aggressiv in einer kraftlosen Verweigerung. Man denke nur etwa an den Extremfall, in dem ein solches Opfer z. B. einfach behauptet, nicht mehr zu verstehen, was gesprochen wird, in dem man also nicht mehr miteinander kommunizieren kann. Wo der aktiv Opfernde die Verantwortung für das, was jetzt geschieht, voll und ganz übernimmt, übernimmt das passive Opfer zwar die Verantwortung, aber sozusagen indirekt metaphysisch, für alles, was schon immer geschehen ist, und es kann sich vor lauter Schuldgefühlen nicht mehr bewegen – und doch drückt es sich andererseits vor der Verantwortung. Seine Antwort müßte eine so grundsätzliche, so entscheidende sein, eine so große, daß sie gar nicht mehr zu geben ist. Passive Opfer geben sich lieber ganz verloren, weil sie mit dem alltäglichen Verlust nicht leben können. Sie geben sich selber zum Opfer, aber welchen Göttern, mit welchen Hoffnungen?

Der Wunsch nach Wandlung, die Sehnsucht nach Wandlung, die Sehnsucht nach Verbindung mit etwas ganz Großem erstirbt schließlich in kläglicher Hilflosigkeit, oder in der großartigen Ausschmückung der Opferposition, die masochistisch mitschwelgen läßt, das Opfer aber immer mehr zum Opfer werden läßt, ohne Aussicht auf Erlösung. Allenfalls besteht die Phantasie der ganz großen Aggression, wenn die Gunst der Stunde es zulassen sollte, der Rache. Und keine Aggression ist destruktiver als die Aggression derer, die zu lange Opfer waren.

Wege aus der Opferpsychologie

Das Gegenbild zum Opfer ist der „Gestalter", in ihm sind Aspekte des Opfern-Müssens, des immer wieder Opfern-Müssens mit denen der Aggression vereint, im Sinne des Gestalten-Wollens, des Dranbleibens, dessen, der trotzig immer noch jene Möglichkeit bearbeitet, die sich ergibt. Auch der Gestalter ist bezogen auf ein übergeordnetes Ziel, vielleicht auf das Ziel, dieses Leben angesichts aller Bedrohungen und angesichts der ständigen Begrenzung durch den Tod dennoch zu einem vollen Leben zu machen, soviel von diesem Leben zu verstehen, als möglich ist, soviel an Gefühlen, Gedanken, Taten zu erleben, als einem zusteht.

Aber wie wird man aus einem Opfer zu einem Gestalter? Nun ist es ja keineswegs so, daß einzelne Menschen nur Opfer, andere nur Gestalter wären. Mir scheint, wir haben alle immer wieder die Tendenz, Opfer zu werden, und müssen alle immer wieder darum ringen, statt um Hilfe zu schreien, zum Gestalter zu werden, oder nur dort um Hilfe zu schreien, wo wir mit der Hilfe anderer zum Gestalter werden können, also nicht jene Hilfe zu suchen, die uns Opfer sein läßt. Wenn jemand sich gänzlich als Opfer versteht, was sich etwa darin ausdrückt, daß für ihn alle Wege „nicht gehen", Vorschläge, Rezepte zwar gesucht, ja gefordert werden, aber nur, um aufzuweisen, wie unsinnig sie sind – dann wird die Destruktivität des Opfers sehr sichtbar. Eine Möglichkeit, damit umzugehen, ist, diesem „Opfer" zu bestätigen, daß unter seinen Voraussetzungen wirklich „nichts geht", und daß man selber mithilft, Gründe zu finden, weshalb in dieser Lage keine Lösung zu erwarten ist, die etwas taugt. Wenn man Glück hat, wird das „Opfer" dann von seinen Überlebenskräften, von seinen Aggressionen überschwemmt werden, vielleicht wird es gerade dadurch wütend werden oder plötzlich etwas finden, was ganz bestimmt „geht". So verfährt die Methode der paradoxen Intervention gegenüber der konstitutionellen Resignation der „Opfer-Mentalität".

Das Wecken der Aggression, nicht der Destruktion, sondern des Überlebenswillens, scheint mir der springende Punkt zu sein. Dazu kann beitragen, wenn wir den abgespalteten Aggressor als Aspekt von uns selbst sehen: Ich bin nicht einfach „Opfer", ich mache mich auch zu einem Opfer.

Aggression kann übrigens gelernt werden. Die Senoi, ein Stamm in Malaysia, ist dadurch bekannt geworden, daß er seine Kinder dazu anhält, sich von keiner Figur in ihren Träumen überwältigen zu lassen, sondern sich jeder Figur zu stellen und solange zu verhandeln, bis diese Traumfigur ein Geschenk für den Träumer gibt. Diese Geschenke sind dann die Grundlagen für das kreative Gestalten dieses Stammes. Diese Art des Umgangs mit Träumen ist Erziehung zu einer gesunden Aggression. Wenn diese Art des „bewußteren" Träumens bei uns plötzlich Interesse hervorruft, heißt das wohl, daß, kollektiv gesehen, das Bedürfnis besteht, auch dort, wo wir uns ausgeliefert vorkommen, z. B. in unseren Träumen, zu gestalten, unsere aggressiven Kräfte einzusetzen. (In: Garfield P.: Kreativ träumen, Ansata Verlag, Schwarzenburg, 1980).

Aber jeder Gestaltungswille stößt an eine Grenze: es bleiben immer Dinge, mit denen wir nicht umgehen können. Heidegger nannte es einmal das „Un-Umgängliche" und meinte damit einerseits das, was nicht zu umschreiten ist, was von uns nicht in seiner Ganzheit gesehen werden kann, anderseits aber auch das, was nicht zu vermeiden, aber auch nicht zu „bewältigen" ist, wie der

Tod, Verlust etc. Ein blinder Gestaltungswille müßte wohl auch wieder in die Position des Opfers führen, würde das Grundthema des Opferns, nämlich, daß gewisse Dinge unentrinnbar hingegeben werden müssen, nicht mitbedacht werden. Opfern heißt nicht einfach verlieren, opfern heißt auch nicht, etwas weggenommen bekommen, opfern heißt vielmehr, freiwillig etwas weggeben im Dienste einer übergreifenden Idee oder eines übergreifenden Wertes. Und hier ist nochmals die Aufgabe des „Gestalters" zu sehen, im Wagnis einer übergeordneten Idee. Wie leicht bleiben wir in der Verweigerung stecken, indem wir sagen: „so nicht", „so nicht mehr", – und die Verweigerung kann durchaus eine Position des Opfers sein. Wie aber, im Dienste welcher Idee wollen wir leben? Beschneiden wir uns nicht auch, wenn wir uns große Ideen nicht mehr zugestehen? Lebensleidenschaft ist auch eine große Idee. In der Auseinandersetzung des Möglichen mit dem Unmöglichen muß die Gestaltung dann schließlich erfolgen. Es wäre kreativer, wieder große Ideen zuzulassen und sie gegen das Mögliche zu halten, als große, unwidersprochene Opfer zu sein.

Vielleicht wäre ein anderes archetypisches Gegenbild zum Opfern die „Schatzsuche", ein Thema, das uns auf ganz verschiedenen Ebenen ansprechen kann: Denken wir etwa an die Hoffnung, irgend einen Schatz ausgraben zu können, sei es real oder in den Büchern etwa; denken wir daran, wie gern wir ein kostbares Geheimnis hüten, eben wie unseren Schatz, oder wie sehr in unseren Beziehungen auch dieses Motiv mitspielt, bis in die Sprache hinein; oder aber wie manche Menschen schon beim Ausverkauf hoffen, auf einen Schatz zu stoßen ... In diesem Motiv der Schatzsuche steckt die Hoffnung, etwas ganz Außergewöhnliches zu finden, das dem Leben neuen Sinn und neue Richtung geben kann. Im Motiv der Suche ist das Motiv des Gestaltens mitenthalten, auch das Motiv des Dranbleibens, des Nicht-Lockerlassens, das ja ein aggressives Motiv ist – und das Motiv Hoffnung. Solange wir eine Zukunft haben, haben wir eine Hoffnung.

Vielleicht könnte gerade da der neue Wert entstehen, das neue Ziel: Wenn wir auch angesichts eines ungewissen Zieles den Willen zur Gestaltung nicht aufgeben, vielmehr erwartungsvoll sehen, was sich dabei ereignet, – denn Gestalten ist letztlich ein schöpferischer Prozeß, dessen Ergebnis ja nicht vorausgesehen werden kann. Schöpferisch leben heißt auch, Risiken auf sich nehmen, ins Offene hinein leben.

Hubert ließ ich in der Phase, als er sich so ganz und gar als Opfer vorkam, das Bild einer „Nilpferdjagd" (Ägypten, Altes Reich 2250 v. Chr.) meditieren, ein Bild, auf dem zwei Männer in ganz gespannter Haltung – auf einer Barke stehend und einen Speer in der Hand – sich auf das Wasser und die darin schwimmenden Tiere konzentrieren. Dieses Bild regt die Konzentration an, das Gefühl, etwas bewirken zu können; in ihm ist aber auch die Thematik der Schatzsuche angedeutet. Die Meditation dieses Bildes bewirkte bei Hubert, daß er sagte: „Ich habe das Gefühl, es kann irgend etwas getan werden, schließlich lebe ich." Das war ein wesentlicher Umschlagspunkt in seinem Erleben von sich selbst und seinem Verhalten. Die Meditation des Bildes verführte ihn dazu, lieber Gestalter sein zu wollen als Opfer.

Beim Überwinden der Opfer-Position, gerade in der Auseinandersetzung mit unseren großen gegenwärtigen Problemen, ist es bestimmt auch wichtig, darauf zu achten, welche Bilder uns kollektiv angeboten werden, was uns die Kunst, die Literatur, zu sagen haben. Wird es uns gelingen, angesichts aller Bedrohtheit, die dem Gestalten letztlich auch den Reiz und Rang des Absoluten geben kann, Weite zu erfahren, Neues zu formen und zu formulieren, – oder genügt es uns, angesichts der Bedrohung unserer Erde nur als Opfer zu reagieren?

Nochmals: Was hieße Lebensleidenschaft?

Gestalter zu werden im Sinne einer leidenschaftlichen Liebe zu diesem bedrohten Leben, zum bedrohten Lebendigen.

Aber wie?

Um Lebensleidenschaft zu entwickeln, muß man den Tod kennen, muß um ihn wissen als etwas Un-Umgängliches (nicht zu umgehen, nicht wirklich zu erfassen, nicht verstehbar in seinem vollen Geheimnis) – dagegen lebt Lebensleidenschaft an, dem Satz verpflichtet: „Liebe ist stark wie der Tod". Und man muß sich als „Lebensträger" bzw. als Lebensträgerin verstehen; das fordert uns eine Achtsamkeit dem Leben gegenüber ab.

Lebensleidenschaft gesehen als Antwort unserer Psyche auf die Bedrohung, in der menschliches Leben immer steht:

Leidenschaft zum Leben, Leidenschaft zum Lebendigen ist auch Leidenschaft zu dem, was offen ist, der Hoffnung und der Liebe verpflichtet.

Ganz praktisch:

Suchen Sie Ihre Leidenschaften, finden Sie heraus, wo Sie leidenschaftlich sind, oder es gerne sein möchten. Lassen Sie die Leidenschaften zu, die Sie haben – kümmern Sie sich nicht so sehr um höhere oder niederere Ziele.

Lassen Sie sich ergreifen von dem, das Sie ergreifen möchte, zunächst vielleicht einfach von der Sehnsucht nach intensiverem Leben, von der Sehnsucht nach einer breit ausgefächerten Emotionalität.

Lebensleidenschaft hat viel mit dem Sinnlichen und dem Sinnhaften zu tun, mit unserem Körper, der Natur, die wir immer auch sind und mit der wir auch ab und zu schlecht umgehen. Achten Sie auf Ihre Sinne, nehmen Sie sinnlich die Welt wahr. Zu den Sinnen gehört auch der Hautsinn und damit die ganze Sphäre der Zärtlichkeit, die so grundlegend wichtig ist für die Lebensleidenschaft.

Lebensleidenschaft hat aber auch zu tun mit dem Geistigen – mit dem Ergriffensein von etwas, das über uns hinausgeht.

Letztlich ist wohl Lebensleidenschaft eine leidenschaftliche Liebe zum Leben, wie es ist, und wie wir es jeweils spüren und erleben, und nicht wie wir meinen, daß es sein sollte.

Im Gestalten der Leidenschaft zum Leben gelingt es uns vielleicht, uns und unsere Welt etwas umzugestalten, aus dieser Leidenschaft zum Leben spüren wir viel besser, wo das Leben und das Lebendige bedroht ist, und wir wehren uns dann vielleicht auch leidenschaftlich: für das Leben – nicht nur für das Überleben.

QUELLENVERZEICHNIS

Trauern zwingt zur Wandlung: Wann ist Trauern schöpferisch? Prozeß in vier Phasen, in: Monatskurse ärztliche Fortbildung 35 (1985), H. 3, S. 30–33.

Probleme mit dem Trauern: Probleme in allen Trauerphasen überwindbar, in: Monatskurse ärztliche Fortbildung 35 (1985), H. 4, S. 34–37.

Trauern fördert die Beziehungsfähigkeit: Die Fähigkeit zu trauern kann schwere Bürde von uns nehmen, in: Monatskurse ärztliche Fortbildung 35 (1985), H. 5, S. 35–37.

Auch Trennungen müssen betrauert werden: Die abschiedliche Existenz. Trauerprozesse bei Trennungen, in: Peter-Michael Pflüger (Hrsg.) (1984) Trennung und Abschied – Chance zu neuem Leben. (c) Verlag Bonz, Fellbach 1984, S. 69–90.

Die Angst vor der Wandlung: Wandlung mit Schmerzen. Die Angst vor der Trennung, in: Rudolf Walter (Hrsg.) (1987) Lebenskraft Angst. Wandlung und Befreiung. (c) Verlag Herder, Freiburg i. Br. 1987, S. 54–62.

Wege aus Angst und Symbiose: Wege aus Angst und Symbiose, in: Praxis der Psychotherapie und Psychosomatik (1984), 29, S. 290–301.

Selbstbehauptung und Hingabe: Begegnung zwischen Selbstbehauptung und Hingabe, in: Schleswig-Holsteinisches Ärzteblatt (1982), H. 6, S. 475–485.

Beziehungsselbst und individuelles Selbst in ihrer Wechselwirkung: Das Paar: Mythos und Wirklichkeit, in: Peter-Michael Pflüger (Hrsg.) (1988) Das Paar – Mythos und Wirklichkeit. Neue Werte in Liebe und Sexualität. (c) Walter-Verlag, Olten 1988, S. 11–38.

Von der Schwierigkeit, eine neue Identität zu finden: in: Kast, Verena (1991) Loslassen und sich selber neu finden. Die Ablösung von den Kindern. (c) Verlag Herder, Freiburg i. Br. 1991, S. 65–73.

Unsere Biographie der Freuden: in: Kast, Verena (1991) Freude – Inspiration – Hoffnung. (c) Walter-Verlag, Olten 1991, S. 52–70.

Lebensleidenschaft: Originalbeitrag.